老年病诊治与预防

主编 李园园 等

吉林科学技术出版社

图书在版编目（CIP）数据

老年病诊治与预防 / 李园园等主编. -- 长春：吉
林科学技术出版社，2021.8
ISBN 978-7-5578-8224-2

Ⅰ．①老… Ⅱ．①李… Ⅲ．①老年病－防治 Ⅳ.
①R592

中国版本图书馆CIP数据核字(2021)第116860号

老年病诊治与预防

主　　编　　李园园　等
出 版 人　　宛　霞
责任编辑　　许晶刚
助理编辑　　陈绘新
封面设计　　德扬图书
制　　版　　济南新广达图文快印有限公司
幅面尺寸　　185mm×260mm
开　　本　　16
字　　数　　144 千字
印　　张　　6
印　　数　　1-1500 册
版　　次　　2021年8月第1版
印　　次　　2022年5月第2次印刷

出　　版　　吉林科学技术出版社
发　　行　　吉林科学技术出版社
地　　址　　长春市福祉大路5788号
邮　　编　　130118
发行部电话/传真　　0431-81629529 81629530 81629531
　　　　　　　　　　　81629532 81629533 81629534
储运部电话　　0431-86059116
编辑部电话　　0431-81629518
印　　刷　　保定市铭泰达印刷有限公司

书　　号　　ISBN 978-7-5578-8224-2
定　　价　　50.00元

编 委 会

主　编: 李园园　黄咏梅　张玉梅　方　佳　徐华丽
　　　　方　烨　王　枚　孙　铭　邢海雯
副主编: 范艳妮　何永萍　张　铮　刘　静　蒋　文　王晶晶
　　　　李欣颖　戴　蓉　高　岩　杨　烨　陈　婷
编　委:(按照姓氏笔画)

万朝晖　济宁市第一人民医院

王　枚　新疆医科大学第五附属医院

王　佳　中国人民解放军联勤保障部队第九六七医院旅顺口医疗区

王晶晶　宁夏医科大学总医院

方　佳　中南大学湘雅二医院

方　烨　中国人民解放军中部战区总医院

邢海雯　中国人民解放军陆军第八十集团军医院

刘　静　中国人民解放军海军青岛特勤疗养中心

孙　铭　中国人民解放军北部战区总医院

杨　烨　新疆医科大学第二附属医院

李园园　东营市人民医院

李欣颖　海南省人民医院　海南医学院附属海南医院

何永萍　西南医科大学附属中医医院

张玉梅　济南市第五人民医院

张运贵　山东第一医科大学第三附属医院(济南市第四人民医院)

张　铮　中国人民解放军火箭军特色医学中心

陈　婷　中国人民解放军陆军第八十集团军医院

范艳妮　中国人民解放军西部战区总医院

徐华丽　中国人民解放军陆军第八十集团军医院

高　岩　中国人民解放军北部战区总医院和平院区

黄咏梅　山东第一医科大学第三附属医院(济南市第四人民医院)

蒋　文　中国人民解放军中部战区总医院

戴　蓉　中国人民解放军海军青岛特勤疗养中心

前　言

　　老年医学是一门理论与实践相结合的学科,是现代医学科学中的一个重要组成部分,也是现代老年学科体系中的一个分支学科,其是一门研究人体老年期变化与衰老、延缓衰老、老年性疾病防治以及老年保健、促进老年人身心健康的综合交叉学科。因此,老年医学的发展必须紧密地和老年生物学、老年心理学、老年伦理学及老年社会学等学科相结合,才能使老年医学所研究的课题不断更新和提高。本书的编写目的和宗旨就是为广大老年医学研究人员和老年医学教学与临床一线的工作者提供一部理论联系实践的参考书,并为有关人员提供一个深入探讨老年医学的平台,希望通过共同努力,能够促进我国老年医学的进一步发展与提高。

　　本书共分为三章,内容涉及老年各系统常见疾病的诊断及治疗,包括老年神经系统疾病、高血压以及心力衰竭。

　　为了进一步提高老年病相关医务人员的诊治水平,本编委会人员在多年老年疾病诊疗经验基础上,参考诸多书籍资料,认真编写了此书,望谨以此书为广大医务人员提供微薄帮助。

　　本书在编写过程中,借鉴了诸多老年医学相关临床书籍与资料文献,在此表示衷心的感谢。由于本编委会人员均身负一线临床诊治工作,加上编写时间仓促,故书中难免有错误及不足之处,恳请广大读者批评指正,以便更好地总结经验,从而达到共同进步、提高医务人员临床诊治水平的目的。

《老年病诊治与预防》编委会

2021 年 8 月

目　　录

第一章　老年神经系统疾病

第一节　老年脑血管疾病

一、老年人脑血管疾病概述

脑血管疾病(cerebrovascular disease,CVD)是指脑血管发生病变造成脑血液循环异常而引起脑功能障碍的临床综合征,是神经科的常见疾病。急性起病时,称为急性脑血管病或脑血管意外,又称为脑卒中。

(一)发病率

CVD 多发于老年期,发病率随年龄的增加呈指数上升。美国弗明汉 40 年的随访数据表明,在跨度为 10 年的两个相邻的年龄组间成倍增长,男性 45～54 岁组完全性脑卒中的年发病率为 0.35/10 000,55～64 岁组为 0.8/10 000,65～74 岁组为 0.84/10 000,75～84 岁组为 1.62/10 000。CVD 具有发病率高、致残率高、复发率高和死亡率高的特点。发病幸存者中 75% 丧失劳动能力,其中 40% 为重度致残,是我国老年人致残的主要原因。

(二)分类

根据病理性质的特点将 CVD 分为出血性和缺血性两大类:常见的出血性 CVD 包括脑出血和蛛网膜下腔出血。常见的缺血性 CVD 包括短暂性脑缺血发作和脑梗死。脑梗死又分为脑血栓形成、脑栓塞、腔隙性梗死及分水岭梗死。

(三)脑的血液供应

1.脑动脉系统

脑的血液主要由颈内动脉系统和椎-基底动脉系统供应,两侧颈内动脉与大脑后动脉之间由后交通动脉相连;左右大脑半球通过前交通动脉相连,这样构成了颅底的 Willis 环,后者是脑血液供应代偿的解剖基础。

2.脑静脉系统

包括脑静脉和静脉窦。脑静脉分为浅、深两组:浅静脉接受大脑皮质或皮质下白质的血流;深静脉接受基底核及中央各结构的血流,经各静脉窦,汇集到颈内静脉,再经锁骨下静脉回流到右心房。

(四)脑血流量及病理生理特点

脑是人体分化程度最高的器官,有丰富的血供和较完善的血供代偿系统,代谢也极为旺盛。人脑重量虽只占体重的 2%～3%,但安静状态下其血流量占心搏出量的 1/5,葡萄糖和氧耗量占全身耗量的 20%～25%。而脑组织少有能源贮备,故对缺血、缺氧十分敏感。常温下,血流一旦完全阻断,6 秒内神经细胞代谢受影响,10～15 秒内意识丧失,脑电图异常。2 分钟内脑电活动停止,5 分钟以上脑细胞产生不可逆损害。所以,保证脑结构的完整和脑功能的正常,必须要有充足的血液供应。正常成人每分钟全脑血流量为 800～1000 mL。平均脑血流量为每分钟 55 mL/100 g。生理状态下,脑血流量具有自动调节作用,脑血流量与脑灌注压成正比,与脑血管阻力成反比。病理状态下,脑血管自动调节机制发生紊乱。随着年龄的增长,老年人脑血流量逐渐减少,其原因尚不清楚。有人认为,局部脑血流量减少可能与动脉粥样硬化有关。

(五)脑血管病的病因

1.血管壁病变　高血压性脑细小动脉硬化、脑动脉粥样硬化、脑动静脉炎、动脉夹层病变、动脉瘤、动静脉畸形及烟雾病(moyamoya)等。

2.血流动力学改变　高血压、低血压及心脏病等。

3.血液成分异常　血液黏度变化、血小板和凝血机制异常及各种栓子。

4.其他　血管外因素,如颈椎病及颅外形成的各种栓子。

(六)脑血管病的危险因素

危险因素分为可干预因素和不可干预因素。可干预的危险因素有高血压、心脏病(特别是心房颤动)、糖尿病、脂血症、高同型半胱氨酸血症、吸烟、酗酒、肥胖及钠摄入过多等。不可干预的危险因素有脑血管病的家族史及增龄等。

(七)脑血管病的预防及干预

一级预防特别重要,因为超过77%的卒中为首次发作。

目前的指南推荐一般人群的血压应低于140/90 mmHg(Ⅰ级推荐;A级证据)。患有糖尿病或肾脏疾病的高血压病患者,血压目标值应低于130/80 mmHg(Ⅰ级推荐;A级证据)。成年糖尿病患者接受ACEI或ARB治疗高血压有益(Ⅰ级推荐;A级证据)。成年糖尿病患者(尤其是合并其他危险因素时)接受他汀类药物治疗以降低首发卒中风险(Ⅰ级推荐;A级证据)。糖尿病患者也可考虑使用贝特类单药治疗以降低卒中风险(Ⅱ级推荐;B级证据)。根据《美国人饮食指南》报告的建议,推荐减少钠摄入量和增加钾摄入量以降低血压(Ⅰ级推荐;A级证据)。2008年美国人体力活动指南推荐,成年人应每周进行至少150分钟中等强度或75分钟高强度的有氧运动(Ⅰ级推荐;B级证据)。血浆高型半胱氨酸水平的增高可使包括卒中在内的动脉粥样硬化性血管疾病风险增高2~3倍。对流行病学研究进行的一项汇总分析显示,校正吸烟、收缩压和胆固醇水平后,同型半胱氨酸浓度每降低25%,卒中风险降低19%(95%CI 5%~31%)。他汀类药物对缺血性脑血管病的防治有多效性和多靶点。他汀类药物不仅对缺血性卒中的一级预防有益,对于二级预防同样有效。新近认为,西洛他唑的二级预防效果优于阿司匹林,可使卒中(包括脑梗死、脑出血或蛛网膜下腔出血)复发率降低25.7%,且接受西洛他唑治疗者住院期间出血性卒中或出血事件发生率显著低于阿司匹林组。华法林可减少心房颤动患者60%缺血性卒中发生的机会。

二、短暂性脑缺血发作

短暂性脑缺血发作(transient ischemic attack,TIA)指突发的短暂的并反复发作的脑局部供血受限或中断,导致供血区局限性神经功能缺失。每次发作持续数分钟至1小时,24小时内功能缺失的表现完全恢复,这是传统的定义。随着临床研究的深入,对传统的TIA概念提出了挑战。据统计,97%的TIA患者在3小时内症状缓解,超过3小时的TIA患者中95%可有影像学及病理学改变。目前公认的重新定义:TIA是局灶性脑或视网膜缺血所致的短暂发作的神经功能障碍,典型的临床症状持续时间一般在1小时之内,且没有急性梗死的证据。我国TIA

的患病率为 180/100 000。TIA 发作越频繁,发生脑梗死的机会越大,提示要积极治疗。

（一）病因和发病机制

TIA 的病因目前还不完全清楚。发病机制有多种学说。

1. 微栓塞 例如颈内动脉起始部的动脉粥样硬化斑块及其发生溃疡时附壁血栓凝块的碎屑构成微栓子随血液进入脑形成微栓塞,导致局部缺血症状。当栓子在血管内被血流冲散而破碎或由酶的作用而溶解移向远端时,血流恢复,症状消失。

2. 脑血管痉挛 脑动脉硬化后,血管狭窄血流可形成旋涡,刺激血管壁发生血管痉挛。

3. 血液成分变化 如真性红细胞增多症、血小板增多症、白血病、异常蛋白血症和贫血等各种原因所致的血高凝状态。

4. 血流动力学改变 原本靠侧支循环的脑区,当一过性低血压时,血流量减少而发生缺血;心律失常、心力衰竭等可致心排血量减少,引起脑缺血发作。

5. 椎动脉变形或受压 椎动脉因动脉硬化或先天性迂曲、过长而扭曲和(或)颈椎骨赘压迫,当急速转头,颈部过屈过伸使脑血流量变化而发生 TIA。

（二）临床表现

1. 临床特点

(1)发病特点:好发于 50～70 岁,男性多于女性。患者常有高血压、心脏病、糖尿病等病史。劳累、寒冷、情绪激动、颈部过度活动等常可诱发。

(2)发作突然,5 分钟左右达高峰,历时短暂,常为 5～20 分钟,持续不超过 2.4 小时。

(3)每次发作后症状、体征完全恢复,不留后遗症。

(4)常反复发作,每次发作的症状、体征相对较恒定。

2. 颈内动脉系统 TIA 的表现

最常见的表现是对侧单肢无力或轻偏瘫,或伴对侧面部轻瘫。较特征的表现是病变侧单眼一过性黑矇或失明,对侧偏瘫。主侧半球病变可有失语及失用症;非主侧半球病变可有空间知觉障碍。很少出现对侧单肢或偏身感觉丧失。

3. 椎-基底动脉系统 TIA 的表现

(1)发作频率较高的表现阵发性眩晕,平衡失调。

(2)特征性表现。①跌倒发作(drop attack),常在迅速转头或仰头时,下肢突然失去张力而跌倒,无意识障碍,可立即自行站起。与脑干网状结构缺血有关。②短暂性全面遗忘症(transient global amnesia,TGA),突然出现短暂性近记忆障碍,患者对此有自知力,谈话、书写及计算力保持完好,无其他神经系统异常,症状持续数分钟至数十分钟。可能是大脑后动脉颞支缺血或椎-基底动脉系统缺血累及边缘系统等与近记忆有关的组织。③双眼一过性黑矇。

(3)少见的表现:①吞咽困难,构音不清;②共济失调;③交叉性感觉障碍或交叉性瘫;④眼外肌麻痹或复视;⑤意识障碍。

（三）辅助检查

目的是查找病因,对可干预的危险因素进行处理。依具体病情,可选择以下项目:

1. 血液一般检查、生化检查、颈椎片及脑电图检查有利于查找病因及鉴别诊断。

2. 经颅多普勒(TCD)、DSA/MRA 检查 可发现血管狭窄及动脉粥样硬化斑块。

3. 脑 CT 及 MRI 检查 大多数患者正常。少数患者 MRI 弥散加权成像(DWI)和灌注加权成像(PWI)可显示脑局部缺血性改变。

(四)诊断及鉴别诊断

1.诊断 绝大多数 TIA 患者就诊时症状已消失,所以其诊断主要根据病史。有特征表现者诊断不难,但确定病因十分重要。常见的病因有高血压、动脉粥样硬化、脂血症及心脏病。

2.鉴别诊断

(1)部分性癫痫:大多继发于脑部病变,常表现为数秒至数分钟的肢体抽搐,从躯体的一处开始,向周围扩展。脑电图检查可发现局部脑电波异常,头颅 CT/MRI 等可发现脑部病灶。

(2)梅尼埃病:要与椎-基底动脉系统 TIA 鉴别。梅尼埃病首发年龄多在中青年,发作眩晕持续时间可达数日,常伴恶心、呕吐及耳鸣。反复发作后听力有不同程度的减退,并且不伴有脑干特征性定位体征。

(五)治疗

治疗目的:消除病因,减少及预防发作,保护脑功能。

1.病因治疗 调整血压,控制糖尿病、脂血症,治疗心脏病,纠正血液成分异常。颈动脉高度狭窄患者可行颈动脉内膜剥离/修补术、颅外—颅内血管吻合术或血管内介入治疗。

2.抗血小板聚集药

(1)阿司匹林:也称乙酰水杨酸(acetylsalicylic acid)。主要作用机制为抑制血小板内环氧化酶活性,减少血小板内的血栓烷 A_2 的合成,降低血小板聚集和血液黏度,减少微栓子的发生。急性发病者首次口服 300 mg,以后每日 100 mg;1 周后,改为每日 50 mg,睡前服用。消化性溃疡者慎用。

(2)噻氯匹定:又称抵克力得,对 ADP 诱导的血小板聚集有较强的抑制作用;对凝血酶、花生四烯酸等诱导的血小板聚集亦有不同程度的抑制作用。口服每次 125～250 mg,1～2次/日。

(3)氯吡格雷:系第三代抗血小板聚集药。作用比噻氯匹定强,并且不良反应较少。口服每次 75 mg,2～3 次/日;1 周后,1 次/日。

3.抗凝药 对频繁发作的 TIA,应立即进行正规抗凝治疗。因抗凝药物作用过强、过量可致出血,甚至死亡,故必须严格掌握适应证并且在用药期间严密观察病情变化、监测凝血时间和凝血酶原时间。还要准备维生素 K、硫酸鱼精蛋白等针对出血的拮抗剂。有出血素质、活动性溃疡、严重高血压或肝肾疾病者禁用。

(1)肝素:100 mg(12500 U)加入生理盐水或 5%葡萄糖 1000 mL,静脉滴注,滴速 30 滴/分。每 30 分钟采静脉血监测凝血时间,并按凝血时间的结果,调整滴速;直到凝血时间延长为18～20 分钟,之后按 8～15 滴/分维持至 24 小时。或选用低分子肝素 4000 U,2 次/日,进行腹壁皮下注射,较安全。

(2)华法林:又称苄丙酮香豆素钠。作用慢而持久,首次口服 10 mg,次日按凝血酶原时间和活动度调整用量,一般每日 2～4 mg。

4.预防性用药 对有危险因素的 TIA 患者,尤其是有脑梗死史者,应该长期预防性用药。可睡前口服阿司匹林 50 mg 或噻氯匹定 250 mg。

（六）预后

未经治疗的 TIA 患者，1/3 可发展为脑梗死，特别是短期内反复发作的患者；1/3 继续有TIA 发作；1/3 可自行缓解。

三、脑梗死

脑梗死（cerebral infarction）又称缺血性脑卒中，是指脑部血液供应障碍，缺血、缺氧引起局部脑组织坏死软化。临床常见类型有脑血栓形成、脑栓塞、腔隙性脑梗死以及分水岭脑梗死。

（一）脑血栓形成

脑血栓形成（cerebral thrombosis）是缺血性脑血管病中最常见的一种，指脑动脉因动脉粥样硬化及各种动脉炎等病变使管腔狭窄、闭塞，或在狭窄的基础上形成血栓，造成脑局部血流急性减少或中断。脑组织因缺血而软化坏死，临床出现相应的神经系统症状和体征。

1. 病因和发病机制

（1）脑动脉粥样硬化：是脑血栓形成的最常见的病因。长期高血压、糖尿病及脂血症可引起动脉粥样硬化。

（2）动脉炎：见于结核性、细菌性及钩端螺旋体等感染，结缔组织病、变态反应性疾病等。

（3）血管痉挛：见于蛛网膜下腔出血、偏头痛及脑外伤等。

（4）其他：血液成分和血流动力学改变，如血小板增多症、真性红细胞增多症、血压过低等。

动脉粥样硬化或动脉炎等引起血管内皮损伤形成溃疡后，局部血小板及纤维素等黏附、聚集形成血栓。如果血栓破裂或脱落而阻塞远端动脉时，导致血栓、栓塞。动脉粥样硬化在早期临床可无症状。当管腔狭窄到一定程度时，脑血流量就会受到影响，此时，如果有血黏度的增高或侧支循环代偿不足等因素存在，可导致急性脑缺血性损害。

2. 病理

（1）好发部位为动脉分叉处或转弯处，如大脑中动脉起始部，颈内、颈外动脉分叉处等。

（2）急性脑梗死病灶由中心坏死区及其周围的缺血半暗带（ischemic penumbra）组成。中心坏死区是由于严重的完全性缺血致脑细胞死亡；而缺血半暗带内由于还有侧支循环存在，可获得部分血液供给，尚有大量可存活的神经元，如果血流迅速恢复，神经细胞仍可存活并恢复功能，也可因血流下降成为梗死灶的扩大部分，使神经功能缺损加重。

脑动脉闭塞造成的脑缺血，如果脑血流得以再通，脑组织缺血损伤理论上应得到恢复。但实际上有的血流恢复后，仍出现部分损伤细胞继续死亡，导致缺血组织进行性破坏，这种现象称为再灌注损伤（reperfusion damage），其机制尚不十分清楚。目前认为主要有：①自由基（free radical）的过度形成及"瀑布式"自由基连锁反应；②神经细胞内钙超载；③兴奋性氨基酸的细胞毒作用；④酸中毒；⑤白细胞黏附及浸润等炎性反应。

3. 临床表现

（1）一般特点

1）发病年龄：多见于有动脉粥样硬化的老年人。

2)发病形式:常在静态发病,部分患者发病前短期内有肢体麻木、无力、头痛或头昏等TIA 症状。除大面积脑梗死外,大多数患者意识清楚。

3)临床有神经功能缺失表现:如瘫痪、感觉障碍或语言障碍。

(2)临床类型

1)完全型:指发病 6 小时内病情即达高峰,常为完全性偏瘫,病情较严重。

2)进展型:指发病后血栓逐渐增大,脑缺血、脑水肿的范围继续扩大,症状由轻变重,直到出现对侧完全性偏瘫和意识障碍。症状进展可历时数日至 2 周以上。

3)可逆性缺血性神经功能缺失(reversible ischemic neurologic deficit),指发病后神经功能缺失症状较轻,持续 24 小时以上,但可于 3 周内完全恢复,不留后遗症。

(3)脑梗死的临床综合征:不同动脉的血栓形成,可出现相应支配区的临床综合征。

1)颈内动脉闭塞:①交叉性视神经-偏瘫(同侧眼黑矇或永久性视力障碍、对侧偏瘫);②交感神经麻痹综合征(同侧霍纳综合征、对侧偏瘫);③三偏综合征(对侧偏瘫、偏身感觉障碍和对侧同向偏盲);④主侧半球病变时可有失语;⑤非主侧半球病变可出现体象障碍(病觉缺失、自体认识不能);⑥颈动脉搏动减弱或消失,眼部或颈部血管杂音;⑦主干急性梗死时,如果侧支循环代偿不良,可出现大面积脑梗死,表现为晕厥或痴呆,甚至脑水肿、脑疝而死亡。

2)大脑中动脉闭塞:①主干闭塞:三偏综合征;主侧半球病变时可有失语;非主侧半球病变可出现体象障碍;大面积梗死时,可出现颅内高压、昏迷,甚至死亡;②皮质支闭塞:对侧偏瘫、偏身感觉障碍以面部及上肢为重;主侧半球病变时可有失语;非主侧半球病变可出现体象障碍;③深穿支闭塞:对侧上下肢均等性偏瘫;对侧偏身感觉障碍,有的伴偏盲;主侧半球病变时可能有皮质下失语。

3)大脑前动脉闭塞:①主干闭塞:当病变位于前交通动脉之前,因有对侧代偿可无任何表现。位于前交通动脉之后,对侧中枢性面、舌瘫及偏瘫(下肢重于上肢),对侧偏身感觉障碍;尿潴留或尿急;可出现淡漠、欣快或强握。主侧半球病变时可见上肢失用或 Broca 失语。②皮质支闭塞:以对侧下肢远端为主的中枢性瘫,可伴感觉障碍;强握及精神症状。③深穿支闭塞:对侧中枢性面、舌瘫及上肢轻瘫。

4)大脑后动脉闭塞:①主干闭塞:对侧偏盲、偏瘫及感觉障碍,丘脑综合征,主侧半球病变可出现失读症;②皮质支闭塞:对侧同向性偏盲、象限盲或皮质盲,而黄斑视力保存(黄斑回避现象);视觉失认;③深穿支闭塞:丘脑穿通动脉闭塞表现为红核丘脑综合征:同侧小脑性共济失调、意向性震颤、舞蹈样不自主运动,对侧感觉障碍;丘脑膝状动脉闭塞表现为丘脑综合征:对侧感觉障碍,以深感觉障碍为主,自发性疼痛、感觉过度、轻偏瘫,共济失调和不自主运动;中脑支闭塞常表现为 Weber 综合征:同侧动眼神经瘫痪,对侧中枢性偏瘫。

5)椎-基底动脉闭塞:①主干闭塞:常引起脑干广泛梗死,眩晕、呕吐、共济失调、瞳孔缩小、四肢瘫、意识障碍,甚至死亡;②基底动脉尖综合征:因基底动脉尖端分出的两侧小脑上动脉和大脑后动脉受累,出现眼球运动障碍及瞳孔异常、意识障碍,对侧偏盲或皮质盲,严重记忆障碍。

闭锁综合征(locked-in syndrome):因双侧脑桥基底部梗死出现四肢瘫、双侧面瘫、延髓性麻痹,不言、不吃,不能做各种动作,只能以眼球上下运动来表达自己的意愿,但意识清楚。

6)小脑后下动脉闭塞综合征:又称延髓背外侧综合征或瓦伦贝格综合征(Wallenberg syndrome)。突然眩晕、恶心、呕吐、眼震(前庭神经核受损),交叉性感觉障碍(三叉神经脊束核及脊丘束受损)。霍纳综合征(Horner syndrome)(延髓网状结构受损),吞咽困难(疑核受损),同侧小脑性共济失调(绳状体或小脑受损)。

4. 辅助检查

(1)头颅 CT:起病 24 小时内脑 CT 扫描图像常无改变。24～48 小时可显示低密度梗死灶及其部位、范围和脑水肿的情况(见图1-1)。

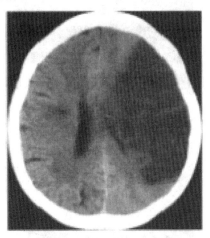

图 1-1　头颅 CT 显示左侧脑梗死

(2)CT 灌注成像(computed tomography perfusion,CTP):是一种简便、快速诊断手段,可在形态学发生改变之前就发现缺血性病灶的部位、范围和程度,且在发病后 30 分钟就可以显示病灶,是脑梗死超早期诊断的重要方法之一。

(3)磁共振成像(MRI):可以比脑 CT 更早发现梗死灶,MRI T_1 显示梗死灶为低信号,T_2 或 Flair 像为高信号(见图1-2、图1-3)。临床疑为脑干及小脑梗死时,应首选 MRI。

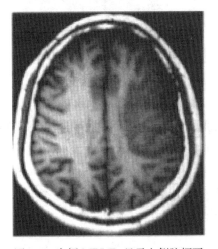

图 1-2　头颅 MRI T_1 显示左侧脑梗死

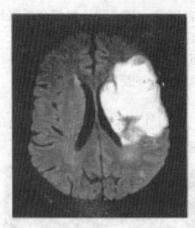

图 1-3　头颅 MRI Flair 显示左侧脑梗死

（4）血管造影

1）磁共振血管造影（MRA）：是目前最常用的颅内血管狭窄的检测方法，具有无辐射和无创伤的优点。三维时间飞跃（three-dimensional time-of-flight，3D-TOF）MRA 还有无需注射对比剂的优点。其检测狭窄程度>50％的颅内动脉的敏感度和特异度均较高（见图 1-4）。其检测颈脉狭窄的敏感度和特异度分别为 85.1％和 95.6％，检测大脑中动脉狭窄的敏感度和特异度分别为 88.3％和 96.8％。

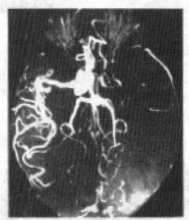

图 1-4　头颅 MRA 显示左侧大脑中动脉闭塞

2）CT 血管造影（CTA）：可显示颈内动脉系统以及椎基底动脉系统的 1～3 级分支，可立体显示 Willis 环血管及其病变。其检测颅内大血管闭塞的敏感度和特异度均为 100％。判断颅内血管狭窄程度≥50％的敏感度为 97.1％，特异度为 99.5％，假阳性率为 2.4％。还能准确地显示软斑块的实际大小和斑块表面状况。

3）数字减影血管造影（DSA）：可真实地显现脑血管形态、结构和循环时间，可清楚地显示动脉管腔狭窄、闭塞以及侧支循环等，是诊断颅内血管狭窄或闭塞的标准，也是介入治疗的评价标准。

（5）经颅血管多普勒（TCD）：可测定颅底动脉的病变部位、狭窄程度和血流速度。

（6）单光子发射 CT（SPECT）：可更早发现脑梗死、定量检测脑血流量和反映脑组织的病理生理变化。

5.诊断及鉴别诊断

(1)诊断要点:①发病多在 50 岁以上;②有动脉粥样硬化及高血压史或 TIA 史;③常静态发病;④局灶体征明显并持续 24 小时以上;⑤脑 CT 或 MRI 发现梗死灶。

(2)鉴别诊断

1)脑出血:多在活动或情绪激动时急骤起病,常伴血压明显升高,或有意识障碍,部分患者伴脑膜刺激征。腰穿显示脑脊液压力增高,如果出血破入脑室或蛛网膜下腔,脑脊液呈血性。脑 CT 可见脑组织内高密度的出血灶。

2)脑栓塞:发病年龄不定,起病急,以分、秒计算。无先兆症状。常有栓子来源的疾病,如风湿性心脏病或冠心病并心房颤动等。有的患者有身体其他部位血管栓塞表现。

3)颅内占位性病变:某些颅内占位性病变,如硬脑膜下血肿、颅内肿瘤、脑脓肿等发病也较快,出现偏瘫等症状,临床与脑血栓形成相似,此时,主要靠影像学检查进行鉴别。

6.治疗　急性期的治疗原则:①超早期溶栓;②增加侧支循环;③消除脑水肿;④促进康复;⑤防止复发。

(1)基本治疗:包括维持生命功能、处理并发症等基础治疗。维持呼吸道通畅及控制感染,心电监护,必要时降颅内压。

(2)超早期溶栓治疗:通过降解血栓内纤维蛋白和纤维蛋白原来溶解血栓,使动脉再通,恢复梗死区血流,挽救缺血半暗带区尚未死亡的神经细胞。时间窗为起病 6 小时内。

1)适应证:年龄 75 岁以下,肢体肌力Ⅲ级以下,无明显意识障碍,脑 CT 扫描排除颅内出血。

2)禁忌证:近期使用过抗凝剂或凝血酶原时间大于 15 秒、血小板总数在 100×10^9/L 以下、治疗前收缩压高于 185 mmHg 或舒张压高于 110 mmHg、大面积脑梗死、深昏迷、病前 3 个月内有脑卒中或头颅外伤、3 周内有消化道出血和尿血史、以往有颅内出血史、2 周内有外科大手术史、脑卒中时有癫痫发作、新近有心肌梗死、血糖低于 2.78 mmol/L 或高于 24.2 mmol/L 及严重心、肝、肾疾病。

3)并发症:①脑内出血:可以在非梗死区(单纯性脑出血)或闭塞的血管再通后,血管壁渗血(出血性梗死)。处理:应立即停用溶栓药物,同时给予氨基己酸 4~5 g 静脉滴注;②血管再闭塞:发生率为 10%~20%,机制不清;③再灌注损伤及脑组织水肿,后果严重。

4)常用药物

①重组型纤溶酶原激活剂(recombinant tissue plasminogen activator,rt-PA):能选择性地与纤溶酶原共同在纤维蛋白表面组合成复合物,从而转化成纤溶酶直接溶解纤维蛋白,对血凝块有特异性溶解作用,很少产生全身纤溶状态和抗凝状态。国外用量:静脉途径 15~150 mg;动脉途径 20~100 mg。美国心脏病学会及美国神经病学会建议,rt-PA 的剂量为 0.9 mg/kg,最大剂量为 90 mg,开始时以总剂量的次静脉注射,然后 60 分钟静脉滴注。

②尿激酶(urokinase,UK):静脉用法有两种:a. 大剂量 1 日疗法:100 万 U 溶入生理盐水 1000 mL 中,静脉滴注。b. 小剂量 3 日疗法:20 万~50 万 U 溶入生理盐水 500 mL 中,静脉滴注,1 次/日。

(3)降纤治疗:主要用于合并高纤维蛋白原血症患者,也可用于早期溶栓治疗。

1)巴曲酶(batroxobin,商品名为东菱迪芙,曾称东菱克栓酶):首次 10 BU 加入生理盐水 100 mL,缓慢静脉滴注,滴注时间 1 小时以上,然后隔日 1 次 5 BU,共 3 次。

2)去纤酶:降解血栓蛋白,增加纤溶系统活性,抑制血栓形成或促进血栓溶解。应早期应用(发病 6 小时以内)。发病后 24 小时内首次用 10 U,然后隔日 1 次 5 U,共 3 次。

(4)抗血小板聚集药:急性期阿司匹林 100～300 mg/d,可降低死亡率和复发率。需注意:在溶栓或抗凝治疗期间不用,避免增加出血的风险。

(5)抗凝治疗:主要通过抗凝血,防止血栓扩展和新血栓形成。适用于进展型脑梗死,尤其是椎基底动脉血栓形成。达比加群是一种新型的直接凝血酶抑制剂,其疗效与体质量和年龄无关,且无药物间相互作用,无需定期监测凝血指标。

(6)脑保护药:主要针对自由基损伤、细胞内钙离子超载、兴奋性氨基酸毒性作用及代谢性酸中毒等进行联合治疗。可采用钙通道阻滞药如尼莫地平(nimodipine);自由基清除剂依达拉奉、维生素 E 和维生素 C;抗兴奋性氨基酸递质和亚低温治疗。

(7)抗脑水肿药:大面积脑梗死可出现脑水肿,临床表现为意识障碍、呕吐或血压增高。可选用:①高渗性脱水药:20%甘露醇 125～250 mL,每 8～12 小时 1 次,疗程 3～7 日;冠心病、心力衰竭及肾功能不全者慎用;②利尿性脱水药:常用呋塞米,也可与甘露醇合用增强脱水效果,每次 20～40 mg,2～4 次/日,静脉注射;③胶体性脱水药:10%血清白蛋白:每次 50～100 mL,1 次/日,静脉滴注。

(8)扩张血管治疗:有研究证明,在急性期,应用扩张血管剂不但不能改善神经功能缺损的状态,反而可使病灶周围非缺血区血管扩张,产生脑内盗血现象,并引起脑组织水肿,加重病情。故主张在发病后 2～3 周使用为宜。

1)罂粟碱(papaverine):具有非特异性血管平滑肌松弛作用,直接扩张脑血管,降低血管阻力,增加脑局部血流量。用法 60 mg 加入 5%葡萄糖液 500 mL 中,静脉滴注,1 次/日,连用 3～5 日。不宜长期使用,以免成瘾。用药时可能因血管明显扩张导致头痛。

2)己酮可可碱(pentoxifylline):可直接抑制血管平滑肌的磷酸二酯酶,使 cAMP 含量增多而扩张血管;还可抑制血小板和红细胞的聚集。用法:开始剂量 100 mg 加入 5%葡萄糖液 500 mL 中,缓慢静脉滴注,在 90～180 分钟内滴完,以后可逐日增加 50 mg,最大剂量为每次 460 mg,1 次/日,连用 7～10 日;或口服每次 100～300 mg,3 次/日,见效后可改为 100 mg,3 次/日,连用 7～10 日。严重的冠心病、新发心肌梗死、高血压、低血压及孕妇禁用。

3)双氢麦角碱:又称海得琴(hydergine)。该药可直接激活多巴胺和 5-羟色胺受体,还可阻断去甲肾上腺素对血管受体的作用,使脑血管扩张,改善脑微循环。用法:口服每次 1～2 mg,3 次/日,1～3 个月为一个疗程。由于该药可引起直立性低血压,故低血压者慎用。

(9)扩容治疗:通过增加血容量,降低血液黏度,改善脑微循环。颅内高压或大面积脑梗死患者禁用。

低分子右旋糖酐,主要阻止红细胞和血小板聚集,降低血液黏度。用法:10%低分子右旋糖酐 500 mL,静脉滴注,1 次/日,10 日为一个疗程。用药前进行皮试,阴性者用。心功能不全者慎用或用半量。糖尿病患者慎用,或在控制血糖情况下用药。

(10)神经细胞营养药:有三类:①影响能量代谢药如 ATP、细胞色素 C、辅酶 A 及胞磷胆碱等;②影响氨基酸及多肽类药如 γ-氨基丁酸、脑活素等;③影响神经递质及受体的药如麦角溴烟碱及溴隐停等。近来有研究认为,脑梗死急性期使用影响能量代谢的药物,可使本已缺

血的脑细胞耗氧增加,加重脑缺氧和脑水肿。宜在急性期以后使用。常用药物有以下两种:

1)脑活素(cerebrolysin):主要成分为精制的必需氨基酸、非必需氨基酸、单胺类神经介质、肽类激素和酶前体。能通过血脑屏障,直接进入脑细胞中,影响其呼吸链,激活腺苷酸环化酶,参与细胞内蛋白质合成。用法:20～50 mL加入生理盐水500 mL,静脉滴注,1次/日,10～15日为一个疗程。

2)胞磷胆碱(cytidine diphosphate choline):胞磷胆碱是合成磷脂胆碱的前体,胆碱在卵磷脂的生物合成中具有重要作用,而卵磷脂是神经细胞膜的重要组成部分。胞磷胆碱还参与细胞核酸、蛋白质和糖的代谢。用法:500 mg加入5％葡萄糖液500 mL,静脉滴注,1次/日,疗程10～15日,也可肌内注射,每次250～500 mg,1次/日,2周为一个疗程。但胞磷胆碱有兴奋作用,可诱发癫痫或精神症状。

(11)康复治疗:宜早期进行,一旦患者生命体征稳定,即可开始。进行肢体功能锻炼和语言训练,以降低致残率,增进神经功能恢复;还可减少并发症和后遗症如肩周病、肢体挛缩、失用性肌萎缩及痴呆等,提高生活质量。

(12)脑卒中单元(stroke unit):由多科医师参与,将脑卒中的急救、治疗和康复等结合为一体,使患者发病后能够得到及时规范的诊断、治疗、护理及康复,能有效地降低患者的病死率、致残率,提高生活质量,缩短住院时间,减少经济和社会负担。

(13)预防性治疗:针对危险因素进行干预治疗,如肠溶阿司匹林每日50～75 mg或噻氯匹定每日250 mg。有消化道溃疡或出血倾向者慎用。

(二)脑栓塞

脑栓塞(cerebral embolism)又称为栓塞性脑梗死,指各种栓子随血流进入脑动脉使血管腔急性闭塞引起相应供血区脑组织缺血坏死及脑功能障碍。

1.病因和发病机制　根据来源将栓子分为三类:

(1)心源性栓子:最多见,如冠心病、风湿性心脏病伴有快速心房颤动时,左房内附壁血栓脱落而形成的栓子,亚急性细菌性心内膜炎瓣膜上赘生物脱落进入循环而致栓塞。不论是慢性心房颤动或阵发性心房颤动患者,缺血性卒中的发生率为无心房颤动患者的5倍,并且10％～20％的缺血性卒中与心房颤动相关。

(2)非心源性栓子:老年人常见的是主动脉弓及其发出的大血管动脉粥样硬化斑块和附着物脱落或肺静脉血栓形成引起的血栓栓塞,另有脂肪栓子、气体栓子等。

(3)来源不明的栓子:当栓子进入血管向远端移行至比栓子直径小的动脉时,就会发生阻塞,引起以下变化:被阻塞的动脉远端发生急性血流中断,相应供血区脑组织缺血、变性、坏死和水肿;受栓子的急性刺激,该段动脉和周围小动脉反射性痉挛,引起相应供血区缺血及其周围的痉挛动脉区缺血,使脑缺血范围扩大;动脉内的栓子向近心端延长,造成继发性血栓,或使脑缺血加重。

2.病理　脑栓塞多见于颈内动脉系统,特别是大脑中动脉。脑栓塞的病理改变与脑血栓形成基本相同。但由于栓子常为多发且易破碎,故梗死灶常为多部位。因纤维蛋白溶解酶随血液进入栓塞处使血块溶解,继而血流恢复,但原栓塞处血管壁已坏死,故易出血而发生出血性梗死。此外,还可发生肺、肾等脏器的栓塞。

3.临床表现

(1)原发疾病表现:老年人以冠心病或心肌梗死性脑栓塞多见,其次为风湿性心脏病脑栓塞,均有原发疾病的表现。

(2)脑栓塞起病急骤:脑栓塞是所有脑血管病中发病最快的。大多数患者无前驱症状,起病后数秒或很短时间内症状发展到高峰,表现为完全性卒中。个别患者在数日内呈进行性恶化。

(3)脑部受损的表现:多数患者意识清楚或仅有轻度意识障碍。大动脉主干栓塞的大面积梗死可发生脑水肿、昏迷。癫痫发作较其他脑血管病多见。栓塞后的脑部症状,根据栓塞动脉而定,例如栓塞发生在大脑中动脉,出现失语(主侧)、偏瘫、偏身感觉障碍或癫痫发作;栓子进入椎-基底动脉系统,表现为眩晕、共济失调、交叉瘫及延髓性麻痹等症状。

(4)其他脏器表现:部分患者有脑外多处栓塞证据,如肺栓塞出现胸痛、咯血;肾栓塞有腰痛、血尿;下肢动脉栓塞时,下肢动脉搏动消失、下肢疼痛等。

4.辅助检查

(1)影像学检查:脑CT可见脑内低密度影,如为出血性梗死,则在低密度区内有高密度阴影。还可显示梗死的部位、大小及数量等。MRI显示梗死灶呈T_1低信号,T_2高信号。MRA可直接发现栓塞血管的部位。

(2)脑脊液检查:大多数患者脑脊液压力、常规及生化检查正常。大面积脑梗死导致脑水肿时脑压增高。出血性梗死累及蛛网膜下腔时呈血性脑脊液。感染性脑栓塞患者脑脊液白细胞增高。脂肪栓塞患者脑脊液可见脂肪球。

(3)心电图检查:应作为常规检查项目。因多数患者栓子来源于心脏,心电图可发现心律失常、心肌梗死、冠状动脉供血不足等表现。

(4)颈动脉超声检查:可发现颈动脉管腔狭窄及颈动脉斑块,对血栓-栓塞性脑梗死有提示意义。

5.诊断及鉴别诊断

(1)诊断:应根据骤然发生的局灶定位体征来判断,如偏瘫、偏身感觉障碍、失语及抽搐发作等;发现有栓子来源的疾病更有助于诊断;脑CT及MRI可见缺血性梗死或出血性梗死灶。

(2)鉴别诊断:注意与脑出血及瘤卒中等鉴别。

6.治疗

(1)脑栓塞的治疗:基本上与脑血栓形成的治疗原则相同,如减轻脑水肿、改善脑循环、抢救缺血半暗带和防治并发症等,但出血性脑梗死和感染性心内膜炎禁用抗凝药。大面积脑梗死致脑水肿伴心功能不全者,禁用甘露醇,可改用呋塞米或甘油果糖。

(2)原发病的治疗:治疗原发病有利于脑栓塞的恢复和防止复发。①风湿性心脏病和先天性心脏病,有手术指征患者,应积极手术根治。②心房颤动患者用抗心律失常药物或电复律治疗。对于心房颤动高危人群,例如有二尖瓣狭窄、人工瓣膜置换术、卒中、TIA或系统性栓子病史,应使用华法林并控制其INR于2~3。如果患者年龄大于75岁,有高血压、糖尿病、心力衰竭或心脏射血分数小于0.35,这4项中有任何2项或2项以上,应使用华法林预防性治疗。不符合上述情况的低危心房颤动患者,则每日预防性地服用低剂量阿司匹林。③感染性脑梗死要选择针对性抗生素足量彻底地治疗。④脂肪栓塞可用扩容药、5%碳酸氢钠注射液250 mL静脉滴注,1~2次/日。⑤气栓患者应取头低左侧卧位。⑥减压病应立即行高压氧治疗,使气栓减少,脑含氧量增加。

7.预后　大面积脑梗死合并严重脑水肿、脑疝患者,急性期死亡率高,为5%～15%;存活者多有严重的后遗症,少数患者可完全恢复。如栓子的来源不能消除,多数患者可能复发。

(三)腔隙性脑梗死

腔隙性脑梗死(lacunlar infarction)是脑梗死的一种类型,占脑卒中的20%,系直径为100～200 μm的深穿支闭塞而发生深部脑组织直径1.0 cm以内的微梗死灶。多位于基底核区、放射冠区及脑干。不同部位的腔隙梗死,其临床综合征不同。有少数人仅脑CT或MRI显示腔隙性梗死而无临床表现,被称为静止性或无症状性腔隙性梗死。Fisher通过大量病理学研究,于1965年首次对腔隙性脑梗死进行报道。

1.病因和发病机制　腔隙性脑梗死90%是高血压所致的脑内细小动脉病变,其次是糖尿病、高血脂所致。长期高血压造成脑内小动脉血管壁变性、纤维素样坏死、管腔变窄,导致相应的脑组织缺血、坏死、软化。随着病程的进展,软化灶的坏死组织被清除而遗留小的囊腔。

2.临床表现

(1)发病年龄在50～70岁。

(2)大多数起病突然,少数为亚急性,有的甚至为意外发现。

(3)因腔隙梗死发生的部位不同,其临床表现不同。Fisher提出的腔隙综合征有21种。临床表现较有特点和常见的有以下几种:

1)纯运动性轻偏瘫(pure motor hemiparesis):占腔隙性脑梗死的60%。突然一侧面、上下肢无力,不伴有或很少伴有感觉障碍。病灶多在内囊后肢、脑桥基底部或放射冠的中前方。多数在发病数周后完全恢复,个别遗留肢体瘫痪。

2)纯感觉性卒中(pure sensory stroke):偏身感觉异常,表现为麻木、触电样感、冷、酸胀感等。很少或不伴有运动障碍。病灶在丘脑腹后核。

3)感觉运动性卒中(sensorimotor stroke):偏身无力,伴同侧偏身感觉异常,可为纯感觉性卒中合并纯运动性轻偏瘫。病灶在内囊后肢和丘脑腹后外侧核。

4)构音障碍手笨拙综合征(dysarthria-clumsy hand syndrome):突然构音障碍、吞咽困难,病变同侧手精细动作笨拙,但无明显的肢体瘫痪,可有对侧中枢性面、舌轻瘫。病灶在脑桥基底部或内囊膝部。

5)共济失调性轻偏瘫(ataxichemiparesis):为病变对侧突然下肢为重的轻偏瘫,伴同侧肢体明显共济失调。病灶主要在放射冠或脑桥基底部。

6)腔隙状态(lacunar state):见于少数患者反复发作后,在脑深部特别是双侧锥体束和基底核等部位形成腔隙灶群集。临床表现为假性延髓性麻痹、双侧锥体束征、严重精神障碍、类帕金森综合征和大小便失禁。

此外,临床还有少见而不典型的表现,如偏侧舞蹈症、纯肢瘫不伴面瘫等。有的反复发作伴精神障碍、智能减退或大小便障碍等。

3.辅助检查

(1)血生化检查:主要是协助查找病因,如检测血糖和血脂,了解有无糖尿病和脂血症。

(2)心电图检查:了解有无心律失常和心肌缺血等。

(3)影像学检查:脑CT和MRI扫描均可发现腔隙性梗死,MRI阳性率较脑CT高,并且可发现脑干或小脑的病灶。CT扫描单个或多个梗死灶呈小的低密度影,边界清晰,无占位效应,增强时可见轻度斑片状强化。MRI显示病灶为T_1等信号或低信号和T_2高信号,阳性率几乎达 100%。

4.诊断及鉴别诊断

(1)诊断:目前国内还无统一的诊断标准,可根据临床经验参考以下标准:有高血压病、糖尿病、高脂血症等病史的老年人突然发病;临床表现符合腔隙综合征之一;脑 CT 或 MRI 检查发现脑内有腔隙梗死灶,并能排除其他疾病时,可做出诊断。少数患者在发病 48 小时内影像学检查未发现病灶,则应在第 3 日复查,可能显示病灶。

(2)鉴别诊断:腔隙综合征大多数是梗死,但也可见于小量脑出血、感染性疾病、寄生虫病或转移瘤,主要靠影像学检查或病原学鉴别。

5.治疗

(1)急性期:基本与脑梗死治疗相同。但禁用抗凝药,以免发生脑出血。

(2)病因治疗:急性期后或偶然发现的腔隙性梗死而无临床表现者,要重视查找病因,针对病因治疗,如控制高血压、治疗心脏病或降低高血脂。

(3)预防性治疗:部分腔隙性梗死患者首次发作,甚至第二次发作预后均良好,但易复发,故要进行预防性治疗。常用的药物有:肠溶阿司匹林每日 50～75 mg,银杏叶提取物及尼莫地平等钙通道阻滞药。

(四)脑分水岭梗死

脑分水岭梗死(cerebral watershed infarction)指脑内相邻的较大血管供血区之间,即边缘带(border zone)的一种局部缺血性损伤,临床出现相应的神经功能障碍。脑分水岭梗死占缺血性脑血管病的 10%。

1.病因和发病机制

(1)低血压及低血容量:其发生的原因有严重的心律失常,外科手术失血过多,各种因素所引起的休克,降压药、麻醉药或血管扩张药使用不当等。这些原因可使血压降低,血流缓慢,导致远端血管血流减少,使脑组织缺血梗死,常为多发或双侧,易发生在大脑前动脉与大脑中动脉之间的分水岭区。

(2)微栓子:微栓子易进入远端血管,常在脑皮质血管分支,以大脑前动脉与大脑中动脉之间的分水岭区多见。

(3)脑血管病变:脑动脉硬化、血栓性闭塞性脉管炎既可使血管壁病变,还可使颈动脉狭窄及闭塞,当狭窄超过正常管腔的 50%,同时伴有低血压,很容易发生脑分水岭梗死。

2.病理 脑分水岭梗死多发生在脑皮质,特别是大脑前动脉与大脑中动脉之间的边缘带。典型病灶呈楔形,尖端朝向侧脑室,底面朝向脑的内表面。病理过程及组织学改变与脑血栓形成相同。

3.临床表现 发病年龄多在 50 岁以上,50% 的患者有高血压病史,其次有 TIA 史、冠心病史或糖尿病史,少数有晕厥史。

急性起病,有的在体位改变时发病(由坐位或卧位变为直立位),一般无意识障碍,可有偏瘫或单瘫,语言障碍,精神症状、智能改变或尿失禁等。

具体临床表现依受损部位不同而异。Bogouss 等根据影像学改变、临床局部表现和梗死部位将脑分水岭梗死分为四型:①前分水岭梗死:发生在大脑前动脉与大脑中动脉皮质的边缘带,表现为除面部以外的轻偏瘫,以下肢明显,可伴感觉障碍或 Broca 失语及精神、情绪改变;②后分水岭梗死:发生在大脑中动脉与大脑后动脉皮质的边缘带,表现为偏盲或下象限盲、Wernicke 失语、失用及皮质感觉障碍等;③皮质下分水岭梗死:发生在大脑中动脉皮质支与深穿支的边缘带,主要表现为轻偏瘫、偏身感觉障碍等;④小脑分水岭梗死:少见,发生在小脑主要动脉末端的边缘区,可有轻度小脑性共济失调症。

4.辅助检查

(1)脑 CT:在脑血管分水岭区,有尖端朝向侧脑室,底面向脑的内表面的楔形低密度影。基底核区病灶为片状低密度影。

(2)脑血管造影:可显示两条相邻血管末端闭塞或狭窄。

5.诊断 基本同脑血栓形成相似。但多数患者有低血压或反复一过性黑矇史。临床症状相对轻,多无意识障碍。影像学显示分水岭梗死特征。

6.治疗 脑分水岭梗死治疗同脑血栓形成相似。但要注意病因治疗,如纠正低血压,治疗休克或心脏病。

7.预后 脑分水岭梗死预后较好,后遗症少且轻,一般不会直接导致死亡。

四、脑出血

脑出血(intracerebral hemorrhage)指原发于脑实质内的非外伤性出血。老年人出血性脑血管病中仍以脑出血为多见。近年报道中,年发病率达 81/100 000,患病率 60 岁以上为250/100 000。患病率和病死率随年龄增长而增加。在 55～80 岁人群中,每隔 10 年发病率增加 1 倍,年龄超过 70 岁发生脑出血的相对危险性相当高。存活者中 80%～95% 遗留神经功能损害。脑出血是影响老年人健康的最严重疾病。

(一)病因和发病机制

1.病因 首先最多见的是高血压,脑出血患者中,80%～90% 有高血压病史。高血压患者如果长期不进行正规的控制血压治疗,10 年后有 50% 以上发生脑出血,65 岁以上的老年人,抗高血压治疗可使脑出血的危险度降低 46%;其次是动脉瘤、动-静脉畸形血管破裂;少见病因有血液病、动脉炎、淀粉样血管病、肿瘤、应用抗凝药及溶栓药等。

2.发病机制

(1)微动脉瘤破裂。由于长期高血压使脑实质内小动脉深穿支张力增大,动脉平滑肌纤维变性,引起动脉壁强度和弹性降低,局部管壁变薄弱并向外突出,渐形成微动脉瘤,特别是基底核豆纹动脉。当血压波动较大时,这些微动脉瘤破裂而引起脑出血。

(2)长期高血压造成脑小动脉内膜破裂受损,血管渗透性增高,血液中脂质通过受损的内膜进入内膜下发生脂质沉积,管壁呈脂肪玻璃样变或纤维素样坏死,弹性降低,脆性增高,当血压骤升时,就会引起坏死的小动脉破裂出血。

(3)长期高血压使小动脉壁上的滋养小血管发生病变而破裂,使该动脉壁内形成夹层动脉瘤,如果血压突然升高,血液可穿破管壁的外层进入脑实质。

(4)脑内动脉壁薄弱、中层肌细胞及外膜结缔组织均少,且无外弹力层。因此,在长期高血压冲击下,易出血。

(5)豆纹动脉自大脑中动脉近端呈直角分出,受高压血流冲击易发生粟粒状动脉瘤,导致破裂出血。

(二)临床表现

1.老年人脑出血的特点 由于老年人有不同程度的脑萎缩,脑细胞代偿能力差,所以脑出血时,即使出血范围同中青年一样,但临床表现远较中青年人重,并且恢复差。另外,老年人多脏器功能差,脑出血时易出现并发症,使病情复杂,且病死率高。

2.基本表现 老年人脑出血常因情绪激动、大便用力或饮酒过度而诱发。在气温骤变和寒冷季节发病较多。发病突然,多在数分钟或数小时内症状达到高峰,出现全脑症状,有剧烈头痛、呕吐及意识障碍。病情程度主要视出血部位、出血量及机体反应而异。局灶性体征表现为瘫痪、感觉障碍、颈项强直和失语等。严重者生命体征如呼吸、脉搏、血压有不同程度的改变。

3.不同病变部位的临床表现

(1)基底核区出血:占全部脑出血的70%。由于出血常累及内囊,所以又称为内囊区出血,可再分为壳核出血和丘脑出血。

①壳核出血:多由豆纹动脉,尤其是其外侧支破裂出血所致。表现为突发的病灶对侧的面瘫、舌瘫和肢体瘫;对侧偏身感觉减退或消失;对侧同向偏盲。主侧半球受损可有失语。出血量小者,无意识障碍,只有偏瘫和(或)偏身感觉障碍,恢复较好。出血量大者,有意识障碍。

②丘脑出血:由丘脑膝状动脉和丘脑穿通动脉破裂所致。亦表现为突发病灶对侧偏瘫、偏身感觉障碍与偏盲的"三偏综合征"。破入脑室者,常出现意识障碍,瞳孔改变,凝视麻痹,完全性弛缓性偏瘫,高热、抽搐,甚至死亡。出血量少者,除了感觉障碍外,无其他表现。

(2)脑桥出血:占脑出血的10%,多由基底动脉脑桥支破裂所致。临床表现为突然头痛、呕吐、眩晕、交叉性瘫。大量出血(出血量大于5 mL)累及双侧被盖和基底部,常破入第四脑室,患者迅速昏迷、双侧瞳孔针尖样小、呕吐咖啡渣样胃内容物、中枢性高热、呼吸障碍、眼球浮动、四肢瘫痪和去脑强直发作甚至死亡。小量出血可无意识障碍,仅表现为交叉性瘫痪、共济失调,凝视麻痹或一个半综合征等,预后良好,有的仅遗留较轻的偏瘫,有的甚至可完全恢复。

(3)小脑出血:占脑出血的10%。多由小脑上动脉破裂所致。表现为眩晕、频繁呕吐、枕部剧烈痛和共济失调、小脑性语言、眼球震颤,但无肢体瘫痪。出血量大者,有脑干受压体征如交叉性瘫痪、两眼凝视病灶对侧及病理反射等。暴发型则常突然昏迷、在数小时内死亡。

(4)脑叶出血:占脑出血的10%。老年人多由高血压引起,还可因脑血管淀粉样变性或脑动静脉畸形等所致。常表现为头痛、呕吐、脑膜刺激征及出血脑叶的局灶定位体征。具体临床表现主要取决于出血部位及出血量。出血以顶叶最常见,表现有偏身感觉障碍、空间构象障碍。颞叶出血表现为精神症状或对侧上象限盲,优势侧出血有Wernicke失语。枕叶出血,表现为视物模糊、同向偏盲或象限盲及黄斑回避。额叶出血可有偏瘫、摸索征等,优势侧出血可有Broca失语。少数患者无脑叶的定位体征。

(5)脑室出血占脑出血的3%~5%,因脑室内脉络丛动脉或室管膜下动脉破裂出血,血液直接流入脑室内所致,称为原发性脑室出血。多数患者为小量出血,表现头痛、呕吐、脑膜刺激征,一般无意识障碍及局灶定位体征。出血量大者,迅速昏迷、频繁呕吐、针尖样瞳孔、四肢弛缓性瘫痪及去脑强直发作等,病情危重,多迅速死亡。

(三)辅助检查

1.脑CT检查 为首选检查,能清楚、准确地显示血肿部位、大小、形态,是否破入脑室,血肿周围有无水肿带及占位效应、脑组织移位和梗阻性脑积水等。脑出血在CT上为边界清楚、均匀的高密度病灶,CT值为60~80 Hu,周围有圈状低密度水肿带(见图1-5)。大血肿可见占位效应。3～7日后，血红蛋白破坏，纤维蛋白溶解，高密度区向心缩小，此时边缘模糊，周围低密度区扩大。2～4周后，形成等密度或低密度灶。2个月左右，血肿软化成囊腔。脑室出血CT显示脑室内充填有高密度病灶（见图1-6），大量出血时脑室可呈铸形样改变。

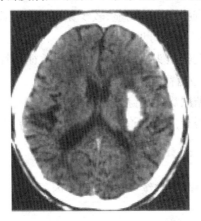

图1-5　头颅CT显示脑基底核区出血

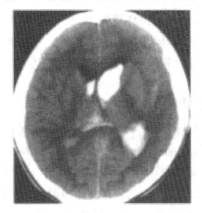

图1-6　头颅CT显示脑室出血

2. MRI检查　①超急性期（<24小时）：血肿为长 T_1、长 T_2 信号；②急性期（24～48小时）：血肿为等 T_1、短 T_2 信号；③亚急性期（3日至2周）：血肿为短 T_1、长 T_2 信号；④慢性期（>3周）：血肿为长 T_1、长 T_2 信号。MRI对急性期的幕上及小脑出血的诊断价值不如CT，对脑干出血优于CT。

3. 脑血管造影　方法有CTA、MRA和DSA，可以清楚地显示异常血管和造影药外漏的破裂血管及部位，适用于疑为脑血管畸形、动脉瘤及血管炎的患者。CTA和MRA检查仅是诊断方法，不能进行介入治疗。DSA检查不仅可以作为诊断手段，而且在发现病灶并有适应证时，还可以同时进行介入治疗。不足的是，DSA为有创伤性检查，对肾功能有一定要求。

4. 脑脊液检查　可发现颅内压增高、脑脊液呈洗肉水样。此项不可作为常规检查。因为有诱发脑疝的危险，仅适用于不能进行脑CT检查并且临床无颅内压增高的患者。

5. 辅助检查　血、尿、粪便检查及肝功能、肾功能、凝血功能、心电图检查可协助查找病因及观察病情。

（四）诊断及鉴别诊断

1. 诊断　50岁以上的高血压患者，在活动或情绪激动时突然头痛、迅速偏瘫、感觉障碍、失语或昏迷,脑 CT 检查发现脑组织内高密度出血灶即可确诊。

2.鉴别诊断

(1)脑梗死:大面积脑梗死与脑出血临床上不易区别。鉴别点主要是脑梗死发病时首诊血压较发病前增高的现象没有脑出血的明显;较少见到脑膜刺激症状,如头痛、呕吐、抽搐;意识障碍也少见。脑 CT 或 MRI 检查可见梗死灶。

(2)蛛网膜下腔出血:突发剧烈头痛、呕吐,脑膜刺激征阳性,血性脑脊液。一般无偏瘫。脑 CT 检查在脑沟、脑池等部位有高密度出血征象。

(3)某些全身性疾病:如糖尿病、尿毒症、药物中毒、一氧化碳中毒、肝性脑病、急性酒精中毒或低血糖也可有脑部受损表现。仔细询问病史可发现患者平时有原发病的表现。血液学检查有助鉴别诊断。

(五)治疗

1.内科治疗 治疗原则是防止继续出血,降低颅内压,防治并发症,减少神经功能残废程度和降低复发率。

(1)一般处理如下:

①原则上就地抢救:绝对卧床,保持环境安静、保证患者大小便通畅,尿潴留可留置导尿管并定时膀胱冲洗。严密观察患者瞳孔、意识变化及血压、呼吸、心率等生命体征;

②保持呼吸道通畅:使动脉血氧饱和度维持在 90% 以上。痰多不易咳出或吸出时,应及早做气管切开术;

③保证营养供给:有意识障碍、消化道出血者,宜禁食 24～48 小时,然后酌情放置胃管给予鼻饲,保证每日营养的需求量,同时可了解患者胃出血情况;

④注意水电解质平衡和营养:不能进食者,输液量一般每日 2000 mL 左右,速度不宜过快,以免引起心力衰竭。补充氯化钾每日 1～3 g。能进食或鼻饲后,输液量适当减少;

⑤降低体温:低温可降低脑代谢率,延迟 ATP 的消耗,并减少酸性代谢产物的堆积。体温的降低与脑代谢率的变化呈线性关系。体温每下降 1℃,颅内压和脑代谢分别下降 5.5% 和 6.7%。当体温降至 32℃ 时,颅内压下降 27%,脑代谢降低 50% 左右。肛温维持在 32℃ 较适宜。物理降温可在大血管处如颈、腋下或腹股沟区放置冰袋,戴冰帽等。高热时还可用适量吲哚美辛降温,但要防止由此引起的出汗过多及虚脱;

⑥预防感染:脑出血患者卧床后,特别是有意识障碍者易发生呼吸道感染、泌尿道感染及压疮,要注意护理,勤翻身、拍背等。

(2)降低颅内压:因脑出血形成的血肿可增加颅内的容量,血肿周围水肿可增加颅内液体量,血肿压迫或脑室出血直接影响脑脊液循环系统造成阻塞性脑积水等都可导致颅内压增高。颅内压增高约在脑出血后 48 小时达到高峰,维持 3～5 日后逐渐消退,有的可持续 2～3 周或更长时间。

①甘露醇:20% 甘露醇每次 125～250 mL,快速静脉滴注,30 分钟内滴完,用药 20～30 分钟后颅内压开始下降,可维持 4～6 小时。每 6～8 小时一次,疗程 7～10 日。如有脑疝形成征象,可快速加压经静脉或颈动脉注射,起暂时缓解症状作用,为进一步处理提供时间;冠心病、心力衰竭及肾功能不全者慎用。用药期间注意补充水及电解质。具体用量及间隔时间应根据病情而定。

②利尿药:如果患者心肾功能不全,不宜用甘露醇时,可用呋塞米。每次 20～40 mg,每日 2～4 次,静脉注射。注意水及电解质平衡。

③白蛋白:通过提高血液胶体渗透压达到脱水效果,但价格高。白蛋白每次 50～100 mL,每日 1 次,静脉滴注。

④激素:适用于出血量较大、颅内压增高明显、意识障碍较重或有脑疝时。可选用地塞米松每日 10 mg,静脉滴注。糖尿病、消化道出血或严重感染未控制的患者禁用。

(3)控制血压

①高血压:脑出血患者大多伴有不同程度的高血压,这可加重脑出血的病情。因此,要及时、适当地进行降血压治疗。应根据高血压的原因做不同的处理:原来血压就较高,发病后血压更高,采用降压药;如果平时血压不高或不很高,发病后血压明显增高,可能是颅内压增高引起血管加压反应所致,此时首先降颅压处理;如果因患者恐惧、烦躁、头痛或大小便潴留所致的反应性高血压,应对症处理,如心理安慰、使用镇痛镇静剂及保持大小便通畅等。采用降压药物时,要根据病前有无高血压、病后血压情况等确定最适血压水平。血压不能降得太低,以免影响脑灌注压。降压速度不可太快。收缩压 180 mmHg 以内或舒张压 105 mmHg 以内可观察而不用降压药;收缩压 180～230 mmHg 或舒张压 105～140 mmHg 可口服卡托普利、美托洛尔等降压药。急性期后颅内压增高不明显而血压持续升高者,应进行系统的抗高血压治疗。

②低血压:急性期血压骤然下降时,提示病情危重,应及时给予多巴胺、间羟胺等升压药。

(4)止血药:目前认为,止血药对高血压性脑出血并无效果。因为脑组织的限制作用和高血压性脑出血患者凝血机制正常,出血后短期内大部分患者血液很快凝固,能堵塞破裂的血管,就诊时出血已经停止。如果是凝血机制障碍引起的脑出血或伴有消化道出血,可选用止血药,如氨基己酸或氨甲苯酸。

(5)脑代谢促进药物:在脑水肿基本消退时,可用促进脑代谢的药物如胞磷胆碱,以利于脑功能的恢复,减少后遗症。

(6)并发症的防治

①感染:发病早期、病情较轻的患者如无感染证据,可不用抗生素;合并意识障碍的老年患者可给予预防性抗生素。感染时根据经验或痰培养、尿培养及药物敏感试验结果选用抗生素。

②应激性溃疡:可致消化道出血。预防可用 H_2 受体拮抗药,如西咪替丁每日 0.2～0.4 g,静脉滴注;雷尼替丁 150 mg 口服,每日 1～2 次;奥美拉唑 20～40 mg 口服或静脉注射;一旦出血,可口服或经胃管给去甲肾上腺素 4～8 mg 加冷盐水 80～100 mL;若内科治疗无效,可在内镜直视下止血;同时补液或输血以维持血容量。

③癫痫发作:以全面性发作为主,频繁发作者可缓慢静脉注射地西泮 10～20 mg,或苯妥英钠 15～20 mg/kg 控制发作。

④中枢性高热:先行物理降温,效果不佳者可用多巴胺能受体激动药如溴隐停每日 3.75 mg,逐渐加量至每日 7.5～15 mg,分次服用。

⑤下肢深静脉血栓形成:表现为肢体进行性水肿及发硬,一旦发生,应行 B 超检查以证实,并给予普通肝素 100 mg 静脉滴注,每日 1 次,或低分子肝素 4000 U 皮下注射,每日 2 次。预防方法:勤翻身、抬高或按摩瘫痪肢体。

⑥抗利尿激素分泌异常综合征：又称稀释性低钠血症，因经尿排钠增多，血钠降低，可加重脑水肿，应限制水摄入量在每日 800～1000 mL，补钠每日 9～12 g。低钠血症宜缓慢纠正，否则可导致脑桥中央髓鞘溶解症。

⑦脑耗盐综合征：心钠素分泌过高可导致低血钠症，应适量输液补钠。

2.外科治疗　对挽救重症患者的生命及促进神经功能恢复有益。原则上意识清楚、中度昏迷患者和深度昏迷者不适合手术治疗。有手术适应证者，宜在超早期（发病后 6 小时内）进行，疗效较好。

3.康复治疗　脑出血患者病情稳定后，宜尽早进行康复治疗，详见脑血栓形成。如果患者出现抑郁情绪，可及时给予抗抑郁药物治疗和心理支持。

（六）预后

预后与出血量、部位、病因及全身状况有关。死亡的主要原因有脑水肿、颅内高压及脑疝及脑—内脏（脑—心，脑—肺，脑—肾）综合征。

五、蛛网膜下腔出血

蛛网膜下腔出血（subarachnoid hemorrhage，SAH）是颅内血管破裂后，血液流入蛛网膜下腔的统称，分为自发性 SAH 和外伤性 SAH。自发性 SAH 又分为原发性和继发性两种。原发性 SAH 是由多种原因使软脑膜血管破裂，血液流入蛛网膜下腔所致。继发性 SAH 是由脑实质内出血或脑室出血等血液穿破脑组织进入蛛网膜下腔所致。

（一）病因及病理

最常见的原因是先天性脑动脉瘤破裂（占 5%～80%），其次是脑血管畸形（动静脉畸形和毛细血管畸形）、高血压、动脉粥样硬化。老年人 SAH 多数是由高血压、动脉粥样硬化引起。少见原因有凝血机制异常和脑肿瘤。SAH 好发部位是 Willis 动脉环及其分支，特别是大脑前动脉与前交通动脉分叉处。先天性脑动脉瘤的动脉壁弹力层和中膜发育异常或受损，在动脉粥样硬化、血压增高和血流涡流冲击下，管壁薄弱处逐渐向外膨出，形成囊状动脉瘤，当激动或血压急剧增高时破裂出血；脑血管畸形多为动静脉畸形，血管壁发育不全、薄弱，处于破裂的临界状态，常位于大脑中动脉或大脑前动脉供血区的脑表面；动脉炎或颅内炎症造成血管壁病变可破裂出血；肿瘤可直接侵蚀血管造成出血。血液进入蛛网膜下腔后，脑脊液被染色，整个或部分脑表面呈现紫红色，有时在硬膜外也可见到这种染色。

SAH 后可引起一系列病理过程，如图 1-7 所示。

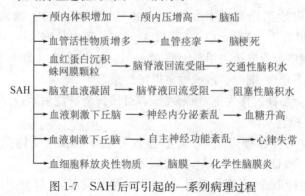

图 1-7　SAH 后可引起的一系列病理过程

（二）临床表现

任何年龄均可发病，高峰年龄为 30～60 岁；男性较女性略多。

1.一般表现　少数患者伴有发热,多在病后2～3日开始,可达38℃～39℃。其原因可能是出血累及下丘脑或吸收热。如果体温正常后再升高,要考虑再出血或合并感染。平时血压正常者,病后血压增高且在初期,可能与下丘脑功能紊乱有关,一般经1～2周病情稳定后血压渐趋正常。SAH患者部分有视网膜出血或视盘水肿。玻璃体下出血是诊断SAH的重要依据之一。

2.神经系统表现　典型表现有突发爆裂样剧烈头痛、呕吐、脑膜刺激征阳性及均匀一致的血性脑脊液。头痛多在剧烈活动中或活动后出现。常见的伴随症状有短暂意识障碍、癫痫发作、项背痛或下肢痛、畏光,严重者昏迷。少数患者有肢体轻瘫、脑神经损伤(常见的是动眼神经或面神经麻痹)。因发病年龄、病变部位、破裂血管的大小及发病次数不同,临床表现各异。

3.老年人SAH的特点　①定位不准确,症状常不典型,可能由于老年人反应迟钝,少数以胸腹痛或腰及下肢痛起病;②头痛不剧烈,由于老年人有不同程度的脑萎缩使颅腔的容积相对大些,起到缓冲颅压增高的作用,或头痛阈增高;③恶心、呕吐较中青年少见;④意识障碍多见并且严重以及精神症状突出,可能与老年人多有脑动脉硬化、相对的脑动脉供血不足和脑细胞代偿能力差,使脑组织易缺氧和水肿有关;⑤不一定都有脑膜刺激征,有的仅有颈强直,有的表现为双侧踝反射消失;⑥常伴多脏器受损如心脏损害、肺部感染或消化道出血。

4.常见并发症

(1)再出血:是SAH致命的并发症,多见于动脉瘤破裂,多发生在第一次出血后10～14日。出血后1个月内再出血的危险性最大。常在病情稳定时又突然剧烈头痛、呕吐、抽搐、意识障碍、脑膜刺激征又出现或加重,甚至瞳孔不等大,复查脑脊液又见新鲜红色。

(2)脑血管痉挛(cerebrovascular spasm,CVS):是死亡和伤残的重要原因。早发者,在起病后不久;迟发者,在病后4～15日,高峰期是第7～10日,可继发脑梗死。临床表现为失语,肌力正常者出现偏瘫,清醒者转为意识障碍。

(3)脑积水(hydrocephalus):20%患者在发病后1周内发生急性脑积水,表现为记忆力减退、眼球运动障碍、意识障碍,甚至脑疝而死亡。迟发性脑积水发生在SAH后2～3周。

(三)辅助检查

1.脑CT检查　是确诊SAH的首选方法。急性期表现为大脑外侧裂、前后纵裂池、鞍上池及蛛网膜下腔高密度改变(见图1-8)。

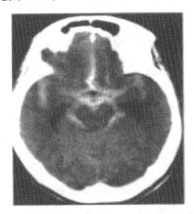

图1-8　头颅CT显示SAH

2.脑脊液检查　是诊断 SAH 最可靠的依据,但有诱发重症者脑疝形成的危险,故慎用。出血数小时可见脑脊液呈均匀血性,压力增高,蛋白含量增加,糖和氯化物水平多正常。发病 12 小时后脑脊液可黄变,2~3 周脑脊液中红细胞和黄变现象消失。细胞检查可见吞噬红细胞和破碎的巨噬细胞。

3.数字减影血管造影(DSA)　是 SAH 病因诊断的可靠证据。可确定动脉瘤或血管畸形的位置、数量、侧支循环及血管痉挛等(见图 1-9)。有适应证者还可同时进行介入治疗。宜早期做 DSA 检查,以利早期手术,避免脑水肿高峰期带来的手术困难。早期 DSA 检查和早期手术,可减少血管痉挛和再次出血的发生。慎行血管造影的情况有:①出血后第 7~21 日病情危重;②对造影剂或麻醉药过敏;③有全身凝血机制障碍等严重出血倾向。

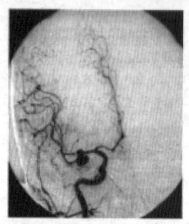

图 1-9　脑 DSA 显示脑动脉瘤

4.头颅 MRI 和 MRA　因新鲜出血在 MRI 上脑池和脑沟呈低或等信号,与脑实质接近,难以诊断且检查所需时间较长,故不如脑 CT 检查。MRA 对直径 3~15 mm 的动脉瘤检出率可达 84%~100%;可检出血管畸形,但阳性率不及 DSA,且不能进行介入治疗。

5.经颅多普勒(TCD)　TCD 有助于监测 SAH 后血管痉挛。

6.血液一般检查、凝血功能等检查　可协助寻找 SAH 的原因。

(四)诊断及鉴别诊断

1.诊断　在用力或情绪激动时,突然头痛、呕吐,脑膜刺激征阳性,CT 检查见脑池或蛛网膜下腔高密度影或均匀一致性血性脑脊液可确诊。

2.鉴别诊断

(1)脑出血:患者多有高血压病史,有局灶性定位体征,脑 CT 可资鉴别(见表 1-1)。

表 1-1　常见脑血管疾病鉴别诊断

鉴别要点	缺血性脑血管病		出血性脑血管病	
	脑血栓形成	脑栓塞	脑出血	蛛网膜下腔出血
发病年龄	多在 60 岁以上	青壮年多	50~65 岁多见	中老年多
常见病因	动脉粥样硬化	多见于心脏病	高血压及动脉硬化	动脉瘤、血管畸形、高血压动脉硬化
TIA 史	常有	可有	多无	无
起病时状况	多在安静时	不定	多在活动、情绪激动时	多在活动、情绪激动时
起病缓急	较缓(时、日)	最急(秒、分)	急(分、时)	急骤(分)

（续表）

鉴别要点	缺血性脑血管病		出血性脑血管病	
	脑血栓形成	脑栓塞	脑出血	蛛网膜下腔出血
昏迷	常无或较轻	少、短暂	常有、持续较重	少、短暂且较浅
头痛	多无	少有	常有	剧烈
呕吐	少	少	多	最多
血压	正常或增高	多正常	明显增高	正常或增高
眼底	动脉硬化	偶见栓子	动脉硬化	可见玻璃体膜下出血
偏瘫	多见	多见	多见	无
颈强直	无	无	可有	明显
脑脊液	多正常	多正常	压力增高,可有红细胞	压力增高,均匀血性
CT 检查	脑内低密度灶	脑内低密度灶	脑内高密度灶	蛛网膜下腔高密度影

（2）颅内感染：各种脑膜炎也有头痛、呕吐、脑膜刺激征阳性,但常先有发热等全身表现,脑脊液中白细胞多而红细胞少等感染变化,脑 CT 无出血征象。

（五）治疗

蛛网膜下腔出血原则是制止继续出血,防治脑血管痉挛,去除出血的原因和防止复发。

1.内科治疗

（1）一般处理：绝对静卧 4～6 周,避免颅压增高的诱因,如用力排便、咳嗽及情绪激动。烦躁不安者适当用镇静药物;头痛者用镇痛药物。注意心电监护、全身营养及防止并发症。

（2）降颅压治疗：可选用 20％甘露醇、呋塞米和（或）白蛋白等。

（3）防止再出血：因 SAH 急性期纤溶系统活性增高。抗纤维蛋白溶解药可抑制纤维蛋白溶解酶原的形成,推迟血块溶解,防止再出血。可选用：①氨基己酸（EACA）：第一日首次 4～6 g 加入生理盐水或 5％葡萄糖液 100 mL 静脉滴注,然后持续静脉滴注,每小时 1 g,维持 12～24 小时,以后每日 12～24 g,持续 7～10 日,再逐渐减量至每日 8 g 或改口服,用药时间不少于 3 周。肾功能不良者慎用。注意深静脉血栓形成。②氨甲苯酸：每次 0.2～0.4 g 缓慢静脉注射,每日 2 次。近年来,不十分强调用止血药物,认为小剂量作用不明显,大剂量则可能增加高凝状态,并诱发脑血管痉挛,对老年人 SAH 十分不利。

（4）防治迟发性脑血管痉挛：常用钙通道阻滞药,如尼莫地平每次 20～40 mg,每日 3 次,口服,或尼莫同 10 mg 缓慢静脉滴注,5～14 日为 1 个疗程。

（5）脑脊液置换疗法：虽可减轻 SAH 的症状,但因有诱发脑疝的危险,现已不提倡使用。

2.手术治疗　是根治 SAH 的有效方法。应在发病后 24～72 小时内进行。小的血管畸形可用伽马刀治疗;大的动-静脉畸形力争全切除。动脉瘤可选用瘤颈夹闭术、动脉瘤切除术。血管内介入治疗可采用可脱性球囊栓塞术或可脱性铂金微弹簧圈栓塞术治疗。合并脑积水,意识障碍加深时可行脑室分流术。

（六）预后

预后与病因、年龄、动脉瘤部位、瘤体大小、出血量、有无并发症等有关。发病年龄大、起病即昏迷、伴脑血管痉挛或再出血等情况者预后差。

第二节　老年周围神经疾病

一、三叉神经痛

三叉神经痛(trigeminal neuralgia)是指三叉神经分布区内短暂的、反复发作的、阵发性剧痛。

(一)病因

三叉神经痛根据病因分为原发性和继发性两类。继发性三叉神经痛由局部病变所致,即从三叉神经自脑桥发出至支配面部皮肤感觉的通路上受到病变的侵袭而产生三叉神经痛,常见的疾病有三叉神经纤维瘤,桥小脑角部位的听神经瘤、脑膜瘤和胆脂瘤。此外,颅底蛛网膜炎、转移瘤、颅骨骨瘤、多发性硬化和三叉神经炎等均可引起三叉神经痛。原发性三叉神经痛的病因尚未十分明了,目前大多数学者认同微血管压迫学说,指三叉神经在入脑干前 0.5～1.0 cm范围内受到搏动性血管压迫,该区域是神经中枢和周围髓鞘的交换区,对搏动性和骑跨性血管压迫特别敏感,而该区以外的周围神经轴索因有神经膜细胞(施万细胞)包裹不会产生微血管压迫症状。动脉粥样硬化会加重这个过程。

(二)发病机制

搏动性血管压迫三叉神经根部,造成三叉神经感觉根星形胶质细胞和少突胶质细胞受损,发生脱髓鞘改变,轴突外露,裸露的脱髓鞘轴突紧密接触在一起会发生"短路",触觉和痛觉的纤维间的假突触传递得以建立,脱髓鞘部位的自发性兴奋或对扳机点的轻触觉所诱发的兴奋,会通过假突触性传递方式传递给相邻的伤害性感受器的轴突,并且这种兴奋在轴突间通过假突触性串扰(cross-talk)的方式互相传递并迅速积累放大,以致轻微的外界刺激即可诱发一次伤害感受器的爆发性冲动,产生疼痛。这种发病机制的阐释,得到了三叉神经微血管减压术的良好近远期疗效的有力印证。该减压术将压迫神经的微血管从三叉神经根部移开,裸露的轴突之间的直接接触不复存在,神经冲动的非突触传递消失,因此手术后疼痛症状即刻消失。

(三)病理

局灶性节段性脱髓鞘性改变是三叉神经痛的主要病理学变化,主要集中在病变压迫所造成的压痕周围不超过 2 mm 的范围内,严格局限于近端中枢神经系统,与周围神经系统的区域相邻。部分髓鞘受压变薄,相邻裸露轴突紧密接触,神经胶质细胞消失,病灶中极少出现炎性细胞浸润,巨噬细胞少见,轴索常无明显变化。如果病变严重,可伴随有轴索变性、缩短和消失。病程较长时还可能存在复髓鞘现象,表现为较薄的髓鞘,施万细胞增生,炎细胞浸润等。星形胶质细胞主要集中于病灶的远端。

(四)临床表现

多发生于 40 岁以上中老年人,女性略多于男性,单侧发病多见,双侧发病罕见。

1.疼痛的部位　疼痛通常局限于一侧三叉神经分布区内,最多为第二支(主要为颊部、上唇和上齿龈处)和第三支(下唇和下齿龈)同时受累,其次为单独第二支或第三支,再次为三支同时受累。疼痛以面颊、上下颌及舌部最为明显;口角、鼻翼、颊部和舌部等处最为敏感,轻触即可诱发,称为"触发点"或"扳机点",疼痛由扳机点开始,沿三叉神经某分支分布区放射,不超过正中线。

2.疼痛的特点　短暂而迅速的反复发作是三叉神经痛的重要特征,通常无预兆,突然发作和突然停止,间歇期可完全正常。发作表现为电击样、针刺样、刀割样或撕裂样的剧烈疼痛,历时短暂,每次数秒或1～2分钟,但有些患者在每次疼痛间歇期仍伴有钝痛,并未完全缓解,因此患者常诉说疼痛持续几小时甚或几日。发作频繁者一日可达数十次或上百次,甚至更多。由于疼痛剧烈,患者常用手捂住患侧脸部,表情十分痛苦,坐立不安,甚至用手敲打头面部或用力揉搓疼痛部位,以致患侧颜面发生皮肤擦伤、增厚或眉毛脱落等。有的患者疼痛发作时,不断地做张口、呡口唇、咀嚼等动作,以期减轻疼痛。严重者伴有面部肌肉的反射性抽搐,口角牵向患侧,称为"痛性抽搐"。一些动作可诱发疼痛,如说话、打呵欠、刷牙、漱口、洗脸、刮胡子、咀嚼、吞咽等,尤其是进食过冷或过热的食物时均可诱发,过度疲劳或精神紧张,可使发作加重。白天发作较晚间多。发作时可伴有血管-自主神经症状,表现为患侧脸红、出汗、瞳孔散大、流泪、鼻黏膜充血、流鼻涕、唾液分泌增多,患侧皮肤温度增高、肿胀。若病程较久且发作频繁者,可出现营养障碍性改变,如局部皮肤粗糙、眉毛脱落、角膜水肿和透明度下降,有时产生麻痹性角膜炎。

3.神经系统检查　一般无阳性体征。

(五)诊断及鉴别诊断

根据疼痛的部位、性质、面部扳机点及神经系统检查无阳性体征,即可诊断。需与以下疾病区别:

1.继发性三叉神经痛　表现三叉神经麻痹(面部感觉减退、角膜反射迟钝等)和持续性疼痛,常合并其他脑神经麻痹。如听神经瘤、脑膜瘤、胆脂瘤、转移癌和多发性硬化等,进行相应的 CT 或 MRI 检查可明确病因。

2.牙痛　三叉神经痛易误诊为牙痛。少数患者全部牙齿被拔光了,疼痛仍然存在,才被确诊为三叉神经痛。牙痛一般呈持续性钝痛,局限于牙龈部,有红肿炎症表现,牙齿有叩击痛,可因进食冷、热食物而加剧,X 射线检查有助于鉴别。

3.颞颌关节紊乱　主要为张口困难和咀嚼时疼痛,颞颌关节局部有压痛,疼痛为钝痛,持续存在。

4.舌咽神经痛　是局限于舌咽神经分布区的发作性剧痛,性质与三叉神经痛相似,每次持续数秒至 1 分钟;疼痛位于扁桃体、舌根、咽、耳道深部,吞咽、讲话、呵欠、咳嗽常可诱发。

5.蝶腭神经痛　亦呈烧灼样、刀割样或钻样疼痛,分布于鼻根后方、颧部、上颌、上腭及牙龈部,常累及同侧眼眶部,疼痛向额、颞、枕和耳部等处放射,发作时病侧鼻黏膜充血、鼻塞、流泪;每日可发作数次至数十次,每次持续数分钟至数小时,无扳机点。

6.鼻窦炎　为局部持续性钝痛,可有局部压痛、发热、流脓涕、白细胞增高等炎症表现,鼻腔检查及摄 X 射线片可确诊。

(六)治疗

治疗原则:对继发性三叉神经痛患者,进行病因治疗。对原发性三叉神经痛患者,则最大限度地消除或控制疼痛,改善患者的生活质量,且应首选药物治疗,其次进行特殊疗法,最后才能选择手术治疗。

1.药物治疗

(1)抗癫痫药

1)卡马西平:作用于三叉神经脊束核及丘脑中央内侧核,从而抑制突触的传导。服药达到有效浓度后,多数患者于24小时内发作性疼痛即好转或消失,该药需长期服用方可维持疗效。卡马西平虽然不能根治原发性三叉神经痛,但目前仍然是世界公认的治疗原发性三叉神经痛的一线药物。用法:首次0.1 g,2次/日,以后每日增加0.1 g,直至有效,最大剂量为1.0～1.2 g/日。不良反应有头晕、嗜睡、口干、恶心、消化不良、步态不稳等,偶有皮疹、白细胞减少。如发生剥脱性皮炎、共济失调、复视、再生障碍性贫血、肝功能障碍等,则需立即停药。

2)奥卡西平:具有耐受性好、安全性高、起效快、使用方便的特点,用于不能耐受卡马西平或疗效不佳的三叉神经痛。起始剂量可以为一日600 mg(每日8～10 mg/kg),分2次给药。可每隔一周增加剂量,每次增加剂量不要超过600 mg。每日维持剂量在600～2400 mg。用药开始时可能出现轻度的不良反应,如乏力、头晕、头痛等,继续用药后这些不良反应可消失。偶见胃肠功能障碍、皮肤潮红、血细胞计数下降等不良反应。

3)苯妥英钠:能抑制脑干三叉神经脊髓束的突触传导并增高周围神经传导电刺激的兴奋阈值而起缓解疼痛的作用。苯妥英钠用于治疗原发性三叉神经痛,其止痛效果不如卡马西平,是目前临床上治疗原发性三叉神经痛的第二线药物。用法:每次0.1 g口服,3次/日。

4)氯硝西泮:属于苯二氮草类抗癫痫药物,对三叉神经痛有一定的疗效。其止痛效果不如苯妥英钠和卡马西平,只有当上述两药无效时才选用。

5)拉莫三嗪:抑制脑内神经递质兴奋性氨基酸(如谷氨酸、天门冬氨酸等)的释放,从而产生抗癫痫和止痛作用,能使54%的患者明显缓解疼痛,但其长期疗效尚待临床进一步观察。初始剂量是25 mg,1次/日,连服2周;随后用50 mg,1次/日,连服2周。通常达到最佳疗效的维持量为100～200 mg/d。

(2)巴氯芬:属于骨骼肌松弛剂,对γ-氨基丁酸受体有激动作用,其止痛作用机制目前不是十分清楚,可能与兴奋交感神经末梢的γ-氨基丁酸受体有关。目前主要用于卡马西平无效患者的辅助药物治疗。

(3)大剂量维生素 B_{12}:每次1000 μg,肌内注射,每周2～3次,连用4～8周为一个疗程;或首剂1000 μg,第二次2000 μg,第三次3000 μg,并维持至产生明显疗效。

2.神经阻滞疗法　注射疗法是将化学药物(如无水乙醇)注射到受累的三叉神经周围支、神经干或者半月神经节内,使注射部位的神经组织发生凝固性坏死,从而阻止神经冲动的传导,使其支配的区域内感觉丧失,而达到止痛目的的一种方法。常用的注射药物有无水乙醇、4%甲醛、无水甘油、阿霉素、维生素 B_1、维生素 B_{12}等。该法疗效明显,操作简单,不良反应小,术后并发症少,临床适用于年老体弱、不愿接受手术治疗或有手术禁忌者。注射部位的选择应遵循由浅入深、自远而近的原则,即由三叉神经周围支、颅底神经干至半月神经节的顺序。

3.射频热凝治疗　其原理是利用传导痛觉的 Aδ 及 C 类无髓神经纤维与传导触温觉的 Aα 和 Aβ 有髓神经纤维对热的敏感性不同,前者在75℃的温度下发生变性,而后者可以耐受更高的温度却不被破坏,从而可以通过调节射频仪的功率,选择性地破坏痛觉纤维,达到止痛的目的。该方法操作简单,无需开颅,效果明显,可保留面部的感觉,复发后可重复操作,目前在临床上应用较广。在操作过程中穿刺针准确到达三叉神经半月节是治疗成功的首要条件,热凝时间及温度的控制是保证手术效果和减少术后复发的关键因素。

4. 伽马刀治疗　近十年来,伽马刀作为一种无创性治疗三叉神经痛的方法,取得了显著效果。选择 4 mm 准直器沿患侧三叉神经根走向设置前后两个把点,以 50% 等剂量线包绕,靶中心剂量为 75～85 Gy,脑干临界剂量<20 Gy,这样 γ 射线准确毁损三叉神经根,造成三叉神经传入阻滞,具有创伤小、定位精确、有效率高、安全性高、术后不良反应及并发症极少等优点。

二、单神经病及神经痛

单神经病是指脊神经中单一神经的病损,从而出现该神经支配区域肌肉瘫痪和感觉障碍。神经痛是指受损神经分布区的疼痛。

(一)病因和病理

单神经病的病因主要是由于局部病变所致,如各种创伤、压迫、缺血、肿瘤浸润等。极少数可由全身代谢性(如糖尿病)或中毒性(如铅中毒)引起。急性创伤多为机械性,根据临床表现及病理所见可分为三类:

1. 神经失用　是神经外伤导致暂时性传导阻滞。又可分为两种:一种为神经短暂缺血而无解剖改变,引起轻度短暂传导阻滞;另一种为节段性脱髓鞘而轴索正常,症状可在 2～3 周内恢复。

2. 轴索断伤　轴索断离而使远端发生沃勒变性,围绕轴索的施万细胞和基底层、神经内膜结缔组织正常,轴索可有效再生而恢复功能。

3. 神经断伤　是轴索及周围结缔组织支架均断离,仅很少部分轴索可再生达到原靶器官,大多数轴索芽支因迷走而成为神经瘤,故恢复慢而不完全。压迫性神经病是肿瘤、骨痂、滑膜增厚和纤维带等压迫所致的周围神经损伤。轻微压迫引起脱髓鞘,严重者导致轴索变性。神经通过狭窄的解剖通道并经历反复缩窄性压迫可导致脱髓鞘,称为嵌压性神经病。

(二)治疗

单神经病治疗因病因而异,可根据神经外伤程度和性质选择治疗方案。神经断伤需行神经缝合。瘢痕压迫可行神经松解术。神经外伤急性期应用皮质类固醇如泼尼松 30 mg/d,以及 B 族维生素、神经节苷脂和神经生长因子等有助于恢复;恢复期,可肌内注射加兰他敏 5 mg/d,配合针灸、理疗及康复训练等;后遗症期,可使用矫正器或进行手术矫正。神经痛可给予卡马西平、水杨酸类、镇静剂等药物治疗和局部封闭治疗。

常见的单神经病及神经痛介绍如下:

1. 桡神经麻痹　桡神经由 C_5～T_1 的神经根组成,支配上肢肱三头肌、肘肌、旋后肌、手指的伸肌、腕部伸肌(桡侧伸腕肌、展拇长肌和肱桡肌)等。其主要功能为伸肘、伸腕及伸指。

桡神经是臂丛神经中最易遭受外伤的一支周围神经。病因甚多,常见的有外伤(如肱骨中段骨折)、炎症和各种原因导致的压迫(如绳索捆绑、睡眠中以手代枕、腋窝拐杖受压及前斜角肌压迫等)。铅、砷、酒精中毒也可损伤桡神经。

桡神经麻痹最突出的临床表现为垂腕。腕及手指不能伸直,拇指不能伸直外展,拇指背侧及第 1 掌骨、第 2 掌骨间隙背侧皮肤感觉障碍。按病损部位不同,有不同的临床表现。高位(如腋部)损伤时,产生完全的桡神经麻痹,上肢诸伸肌皆瘫痪,肘关节、腕关节及掌指关节皆不能伸直,因肱桡肌瘫痪致前臂在旋前位不能屈曲肘关节;在肱骨中 1/3 受损时,肱三头肌功能完好,其余各伸肌瘫痪;病损在肱骨下端或前臂上 1/3 时,肱三头肌、肱桡肌、旋后肌和伸腕肌功能保存;于前臂中 1/3 以下病损时,仅有伸指功能丧失而无腕下垂;如病损位于腕关节,因桡神经的各运动支均已发出则不产生桡神经麻痹的运动症状。桡神经麻痹的感觉障碍仅见于前臂外侧及手背拇指、食指桡侧区。

2. 尺神经麻痹 尺神经由 $C_8 \sim T_1$ 神经根的纤维组成。支配尺侧腕屈肌、指深屈肌尺侧半、拇收肌、小鱼际肌及骨间肌等,并支配小指和环指尺侧及尺侧一半手背的皮肤感觉。

尺神经在肱骨内上髁后方及尺骨鹰嘴之间处最为浅表,刀伤、骨折及关节脱位容易累及此处。此外,肱骨内上髁发育异常、肘外翻畸形、长期以肘支持劳动、肘管内腱鞘囊肿和神经炎均可使尺神经受损。

尺神经麻痹典型临床表现为屈腕、手向桡侧偏斜,各指不能分开或合并,小指不能运动,拇指不能内收,手部精细动作障碍。小鱼际肌和骨间肌萎缩。由于伸肌的过度收缩,使掌指关节过伸而远端指关节屈曲呈"爪形手"。感觉障碍分布在手掌及手背的尺侧,整个小指和环指的尺侧一半。尺神经不完全性损伤可以引起患肢烧灼样痛。

3. 正中神经麻痹 正中神经由 $C_6 \sim T_1$ 的神经根组成。支配旋前圆肌、桡侧屈腕肌、各指深浅屈肌、掌长肌、拇长屈肌、拇短屈肌、拇对掌肌和拇短展肌。正中神经的感觉支分布于手掌桡侧一半,拇指、食指、中指三指的掌面,环指桡侧一半掌面,食指、中指两指背面和无名指中节、末节桡侧一半的背面。正中神经的主要功能是前臂旋前和屈腕、屈指。该神经较深,不易损伤,主要病因是利器刺伤、脱臼或骨折、腋和腕部受压、神经炎等。

临床表现:正中神经在上臂受损时,会发生完全性麻痹。表现为前臂不能旋前,腕不能外展及屈曲,拇指、食指、中指不能屈曲,拇指不能对掌、外展及屈曲;肌肉萎缩以大鱼际肌最明显,手掌变平,拇指紧靠食指,呈"猿手"样;手的功能严重受损。若损伤位于前臂中 1/3 或下 1/3 处,则仅表现为不能拇指外展、屈曲和对掌运动,而旋前肌、腕屈肌和指屈肌功能保存。感觉障碍分布于手掌桡侧,桡侧三指和无名指的桡侧一半。正中神经的不完全损伤可出现灼性神经痛。

腕管综合征(carpal tunnel syndrome)是正中神经通过腕横韧带下方腕管处受压所致。常见于中年女性及妊娠期。病因甚多,如腕部的慢性劳损、腕管内鞘膜囊肿、腕骨骨折、关节炎、肢端肥大症、黏液性水肿以及手部化脓性感染等。其主要临床表现为桡侧三指的感觉异常、麻木、针刺、烧痛感,晚期大鱼际肌萎缩,使拇指外展、对掌功能受损。劳动后加重,休息后缓解。腕管综合征的治疗通常可在腕管内注射泼尼松龙 0.5 mL 加 2% 普鲁卡因 0.5 mL,每周 1 次,4~6 次为一个疗程。若仍无效,可切开腕横韧带松解神经。

4. 腓总神经麻痹 腓总神经由 $L_4 \sim S_2$ 的神经根组成,为坐骨神经的一个主要分支,在大腿下 1/3 从坐骨神经分出,在腓骨头前方分出腓肠外侧皮神经,分布于小腿外侧面,然后形成腓浅神经和腓深神经。腓浅神经支配腓骨长肌和腓骨短肌,并分出足背内侧皮神经和足中间皮神经,分布于第 2 趾骨、第 3 趾骨、第 4 趾骨、第 5 趾背侧皮肤。腓深神经支配胫骨前肌、拇长伸肌、拇短伸肌和趾短伸肌,并分出皮支到第 1 趾骨、第 2 趾间背侧。

腓总神经在腓骨上部,位置表浅,易受损。常见的病因有腓骨头骨折、穿通伤、撞击和各种压迫(如石膏固定、挤夹、膝关节后小血肿及肌肉肿胀的压迫、长时间跪位或蹲位等),也可为代谢障碍(糖尿病)和重金属(铅)中毒所致。少数婴幼儿在进行臀部肌内注射时,因进针过深而将药物直接注射在坐骨神经上而产生腓总神经麻痹的症状。

腓总神经损伤的典型表现是垂足。腓骨肌及胫骨前肌群的瘫痪和萎缩,患足不能背屈、外展和翘趾,足下垂且内翻呈"马蹄"内翻足畸形。步行时患者不能用足跟行走,须高举足,使髋关节、膝关节过度屈曲,当足落地时足尖下垂,整个足尖着地行走,这种步态,称为跨阈步态。感觉障碍分布于小腿前外侧和足背。跟腱反射不受影响。

5.胫神经麻痹　胫神经由 L_4~S_3 神经根组成,在腘窝上角从坐骨神经分出,在小腿后方直线下行,支配腓肠肌、比目鱼肌、胫骨后肌、趾长屈肌、拇长屈肌及足的全部短肌。

胫神经受损时,表现为足和足趾不能跖屈,足的内翻力弱,跟腱反射消失。由于腓骨肌的拮抗作用,足外翻外展,并略呈旋前背屈位,出现"钩状足"畸形。骨间肌的瘫痪引起足趾的爪状姿势。行走时以足跟着地,不能以足尖站立。感觉缺失区在足底和足外缘。

6.股外侧皮神经炎(lateral femoral cutaneous neuritis)　也称为感觉异常性股痛症。股外侧皮神经由 $L_{2~3}$ 神经后支组成。此神经通过腹股沟韧带的下方,在离髂前上棘下 10 cm 处穿出大腿的阔筋膜,分布于股前外侧皮肤。

多数病因不明。可能与外伤、感染、酒精及药物中毒、动脉硬化、糖尿病、肥胖、腹部肿瘤和妊娠子宫压迫等有关。

主要表现为该神经分布区,即大腿前外侧下 2/3 区,出现感觉异常,如针刺、烧灼、麻木或疼痛,局部感觉过敏,或有感觉减退甚至缺失。病变多为一侧,偶为两侧性,常呈慢性病程,预后良好。

7.坐骨神经痛　坐骨神经由 L_4~S_2 神经根组成,是全身最长和最粗大的神经,经臀部向下分布于整个下肢。坐骨神经痛(sciatica)是指坐骨神经通路上,即腰、臀部、大腿后侧、小腿后外侧和足外侧的疼痛。

坐骨神经痛按病因可分为原发性和继发性两种。原发性少见,为坐骨神经炎症,多由牙齿、扁桃体、鼻窦等感染,经血流而侵犯坐骨神经,引起间质性神经炎。寒冷、受潮为常见的诱因。继发性则由坐骨神经通路上全程不同部位受到邻近组织病变的压迫或侵袭所致。根据受损害的部位不同可分为根性和干性坐骨神经痛两类。①根性坐骨神经痛最常见的病因是腰椎间盘突出,其他还有外伤、先天性椎管狭窄、腰椎肥大性脊椎炎、腰椎骨结核、各种原因的蛛网膜炎、椎管内肿瘤和骨转移瘤等;②干性坐骨神经痛病变多位于椎管外,为邻近处的病变及腰骶神经丛的病变如骶髂关节及髋关节炎、结核、盆腔炎及肿瘤、妊娠、臀部肌内注射部位不当等。

临床表现:常见于青壮年,多为单侧性,疼痛为最主要的临床征象,典型疼痛位于腰部、臀部,并向股后、小腿后外侧和足外侧放射,呈持续性钝痛,并有发作性加剧,而呈烧灼和刀割样痛,常在夜间更严重。行走、活动及牵拉坐骨神经可诱发或加重疼痛。

(1)根性坐骨神经痛:多为急性或亚急性起病。常为单侧腰痛或腰部僵硬感,活动后加重,甚至会发展为持续性疼痛。典型的疼痛是自腰部向一侧臀部及大腿后侧、腘窝、小腿后外侧和足背外侧放射,呈烧灼样或刀割样疼痛。咳嗽、喷嚏、用力排便时疼痛加剧。患者常取特殊的减痛姿势,如睡时卧向健侧、患侧膝部微屈,仰卧起坐时患侧膝关节屈曲,坐下时健侧臀部先着椅,站立时身体重心移在健侧,日久造成脊柱向患侧方侧凸。压痛点位于腰椎(第4腰椎、第5腰椎)棘突或横突旁,且按压此点时疼痛向下肢放射。牵拉坐骨神经的试验可引起疼痛:①患者仰卧,下肢伸直,检查者将患肢抬高,如在 70°范围内患者感到疼痛为拉塞格(La-segue)征阳性;②颏胸试验主要是牵引坐骨神经根部,患者仰卧,下肢伸直,检查者将患者的头颈部尽量前屈,使其下颌触及胸前,如激发或加剧疼痛为阳性。患侧小腿外侧和足背外侧可有轻微感觉减退,踝反射减弱或消失。

(2)干性坐骨神经痛:与根性坐骨神经痛比较,相同点是:自臀部以下部位的剧烈的自发性疼痛,活动时加重;有相似的减痛姿势;拉塞格(Lasegue)征常为阳性;踝反射减退或消失。不同点是:疼痛在咳嗽、打喷嚏、解大便等动作时并无明显加重;颈胸试验阴性;沿坐骨神经行程的压痛点更明显,臀点(坐骨结节与股骨大粗隆之间)、腘点(腘窝横线中点上 2 cm 处)、腓肠肌点(小腿后面中央)、踝点(外踝后与跟腱之中点);小腿外侧和足背的感觉障碍比根性者略为明显;自主神经功能障碍也较明显,如皮肤温度、颜色、出汗、趾甲等改变。

1)诊断及鉴别诊断:根据疼痛的分布、特点、加剧和减轻疼痛的特殊姿势以及 Lasegue 征阳性、踝反射减退或消失等神经系统检查,诊断一般不难,并可区分根性和干性坐骨神经痛。下列检查有助于查明病因,如 X 射线、CT、MRI、脑脊液、肌电图和神经传导速度等检查。干性坐骨神经痛需与腰肌劳损、梨状肌综合征及髋关节疼痛鉴别。腰肌劳损多有明显的腰部扭伤或长期腰部劳累史,主要为腰痛,可放射至大腿前部,压痛点在腰肌,Lasegue 征阴性。梨状肌综合征多因下肢外展位时扭伤、局部肌肉痉挛压迫坐骨神经产生臀部疼痛,臀肌可有萎缩,臀肌深部可触及索状肌束并有压痛,踝反射正常。髋关节病变时疼痛在该关节范围内,局部有压痛,髋关节内收或外展时疼痛明显加剧。

2)治疗包括病因治疗和对症治疗:①病因治疗:应依据病因而选取不同的方法,局部压迫严重且经多种方法而无效者,视情况可择期手术,如椎间盘突出髓核摘除术。对炎症病变,尽可能依据感染的病原,选用相应的抗炎药物,如抗病毒的利巴韦林(病毒唑)、阿昔洛韦。对骨关节炎或盆腔疾病,也应进行针对性治疗。②对症治疗:坐骨神经炎和腰椎间盘突出急性期应卧硬板床休息,尽量减少患肢活动,避免负重,以减轻病变组织的张力及反应性水肿,通常经卧床休息可使疼痛迅速缓解或消失。疼痛明显者可选用止痛药、镇静剂和 B 族维生素等;为减轻急性神经根水肿而出现严重疼痛,可使用脱水药(甘露醇)和肾上腺皮质激素;经多种方法治疗仍有剧痛者,可进行神经阻滞术,依据病变部位和性质,可选用骶管硬膜外、椎管脊神经、椎管神经节、臀部坐骨神经干等部位。一般用 0.5%～1.0%普鲁卡因 10～30 mL 或利多卡因 50～100 mg,每隔 3～5 日 1 次,3～5 次为 1 个疗程,也可用 2%普鲁卡因或泼尼松龙各 0.5～1.0 mL 对痛点局部封闭。局部理疗、热疗、按摩、推拿、针灸等也有利于止痛、消肿,促进功能恢复。

8.臂丛神经痛　臂丛由 $C_{5～8}$ 及 $T_{1～2}$ 的脊神经前支组成,主要支配上肢的感觉和运动。臂丛神经在其行径的任何部位受到伤害性刺激都可出现臂神经痛。

臂丛神经痛按病因可分为原发性和继发性两类,以后者多见。原发性臂丛神经痛无明确的病因,可能是神经根或神经干的感染或变态反应性炎症,如流感等导致臂丛神经炎。继发性臂丛神经痛按其病损部位可分为根性臂丛神经痛及干性臂丛神经痛。根性臂丛神经痛的常见病因有颈椎病、颈椎间盘突出、颈椎结核、骨折、脱位、颈髓肿瘤、硬膜外转移癌等。干性臂丛神经痛的病因有胸廓出口综合征、臂丛神经炎、外伤、锁骨骨折、颈部肿瘤、转移性癌肿、肺沟瘤等。

典型的临床表现是颈、肩及上肢不同程度的疼痛,呈钝痛、刺痛或灼痛,可持续性或阵发性加剧,夜间和活动肢体时疼痛加重。在神经支配区内可有轻度的感觉障碍、肌肉萎缩、腱反射减低和自主神经功能障碍。神经沿径有压痛点,直臂抬高及臂丛神经牵拉试验常阳性。依据致痛病变的部位不同,可分为根性、丛性及干性三种临床解剖类型。

(1)根性臂神经痛:多于紧张劳动或受凉,甚至扭伤后而急性或亚急性起病,较长的病程,反复发作。最主要的症状是疼痛,常为一侧颈根部,严重时向肩、臂部以至手指放射,呈钝痛、刺痛或灼痛,通常于夜间严重,头颈转动、咳嗽时加剧。常伴颈部僵硬,甚至强直。患区麻木、寒冷、异常感等。下颈椎棘突、椎旁及锁骨上窝等可有压痛。压头(击顶)、前屈旋转头(Fenz征)试验可阳性。

(2)丛性臂神经痛:疼痛开始主要在锁骨上窝、锁骨下窝,扩展至肩后部,向臂部以至手指放射,呈钝痛、刺痛或灼痛,多呈间歇性,后期可转为持续性,并阵发性加重。上肢的外展、上举可诱发或加重疼痛。压痛点位于锁骨上窝、锁骨下窝、肩胛冈上方、腋窝等。严重臂丛损伤尚可有不同程度的神经麻痹征象,通常可分为两型:

1)上臂丛麻痹:即 $C_{5\sim6}$ 受损,表现为上肢外侧的疼痛、感觉过敏或减退,肩臂下垂,上臂外展、外旋、前臂屈曲、旋后等运动无力。

2)下臂丛麻痹:即 C_8 和 T_1 受损,表现为前臂内侧及手部尺侧的疼痛和感觉障碍,手部无力和肌萎缩,呈"爪形手"以及霍纳综合征(Horner syndrome)。

(3)干性臂神经痛:疼痛突出表现在正中神经支配区,常出现上肢剧烈的灼痛,腋窝及上臂肱二头肌内侧沟有压痛点;而腕管内受压,为第 2 指、第 3 指、第 4 指麻木、刺痛等,桡侧手掌及拇指、食指、中指、无名指的三个半指感觉障碍。前臂不能旋前,手屈腕和握拳无力,拇指、食指不能屈曲和过伸,拇指不能对掌、外展。鱼际肌群萎缩,拇指内收及伸展,形成"猿掌"。

1)诊断及鉴别诊断:依据疼痛的部位和范围,局限的压痛点,压头或屈颈、直臂抬高或臂丛神经牵拉等试验阳性,相应神经支配区有轻度的运动、感觉和自主神经功能障碍,大多数能做出临床诊断。X 射线片、颈段 CT 或 MRI、脑脊液检查、动力试验和肌电图及神经传导速度检查有助于病因判断。临床上,需与一些疾病相鉴别,即:①肩周炎:肩痛可放射到手,但无感觉减退,耸肩或肩内旋时痛加剧。不能梳头、摸背,肩部肌肉痉挛,肩关节各方向活动均受限,以外展、内外旋为重。肩部前后、肩峰下、三角肌止点等处压痛;②肱骨外上髁炎:又称网球肘,疼痛为局限性,以肱骨外上髁处为主,向前臂桡侧放射,旋转前臂、屈腕等动作时加剧或诱发痛,在屈肘时手部不能拿重物,压痛局限于肱骨外上髁,以内下方较显著;③颈部纤维织炎:主要是颈肩部疼痛,活动受限,压痛局限于颈肩部肌肉,以冈上肌区、斜方肌为常见,无感觉减退和腱反射改变。

2)治疗原则:去除病因及以缓解疼痛为主的对症处理。①病因治疗:视病因而采用不同的方法。颈椎病可做牵引治疗,症状缓解后可用颈托以巩固疗效,视情况可择期手术。臂丛神经炎急性期有明确感染者,尤其是神经根炎,抗感染消除炎症为主,如考虑病毒感染,可用利巴韦林、阿昔洛韦等。颈肋和颈段脊髓肿瘤应行手术切除;②对症治疗:适当休息,减少患肢活动,避免负重,悬吊患肢于胸前以减轻神经受压和水肿,有助于缓解症状。疼痛明显者给予止痛药、镇静剂、肌肉松弛剂、B 族维生素。必要时应用糖皮质激素、脱水剂。局部理疗如普鲁卡因离子透入,超短波、碘离子透入、热疗等有助于缓解疼痛。对于经多种治疗而仍剧痛者,可施行神经阻滞术,依据臂神经损害的解剖部位及病变性质不同,选择下颈部神经根(常选 $C_{5\sim6}$)、臂丛、椎旁交感神经节(星状神经节)、上肢周围神经干等的封闭治疗。通常用 0.5%～1% 普鲁卡因 10～30 mL 和地塞米松 5 mg 或泼尼松龙 1 mL,每隔 3～5 日 1 次,3～5 次为 1 个疗程。也可用 2% 普鲁卡因或泼尼松龙各 0.5～1.0 mL 痛点局部封闭。

三、多发性神经病

多发性神经病(polyneuropathy)又称末梢神经炎或多发性神经炎。其临床特征是四肢远端对称性的运动、感觉以及自主神经功能障碍。

(一)病因

引起多发性神经病的病因繁多,大致可分为以下几类:

1.营养障碍 各种营养缺乏、慢性胃肠道疾病的吸收不良、胃肠手术切除、慢性酒精中毒等可导致 B 族维生素(如维生素 B_1、维生素 B_{12}、烟酸、吡哆醇)缺乏。

2.代谢障碍性疾病 如糖尿病、尿毒症、痛风、黏液性水肿、肝病、低血糖、淀粉样变性、血卟啉病、甲状腺功能减退等。

3.神经中毒 常见的有:①重金属中毒,如砷、铅、汞、锑、铜、猛、磷、铊等;②化学药物,如丙烯酰胺、一氧化碳、四氯化碳、二硫化碳、硝基苯、氯苯二烷(DDT)、三氯乙烯等;③各种农药,如有机磷杀虫剂;④临床使用的药品,如呋喃类药物、异烟肼、苯妥英钠、乙胺丁醇、链霉素、氯霉素、呋喃唑酮、阿糖胞苷、长春新碱、秋水仙碱、氯喹等。

4.感染 周围神经的直接感染,如麻风、带状疱疹。继发于各种感染,如伤寒、副伤寒、流行性感冒、麻疹、水痘、腮腺炎、猩红热、传染性单核细胞增多症、钩端螺旋体病、布氏杆菌病、艾滋病等。也可由嗜神经的细菌毒素感染,如白喉、破伤风、细菌性痢疾等所致。

5.结缔组织疾病 如红斑狼疮、结节性多动脉炎、硬皮病、巨细胞性动脉炎、类风湿性关节炎、结节病、干燥综合征等,引起四肢周围神经的血管缺血性病变。

6.肿瘤 通过肿瘤毒素、继发性代谢障碍或免疫机制而损害周围神经,如肺癌、淋巴瘤、多发性骨髓瘤等。

7.遗传 遗传性疾病多在儿童及青年期发病,有家族史,隐袭起病,缓慢发展。如遗传性共济失调性周围神经病(Refsum 病)、肥大性间质性神经病、遗传性共济失调性神经病、遗传性感觉神经病、遗传性淀粉样变性神经病、腓骨肌萎缩症、血卟啉病性周围神经病等。

8.其他 病因未明,如 X 射线的慢性损害、电击伤后及某些过敏性疾病等可引起多发性周围神经病。

(二)病理

主要的病理改变是轴索变性和节段性脱髓鞘。轴索呈轻度或中度变性,神经纤维的远端较明显,因距离细胞体即其营养中枢最远,遇感染、中毒、代谢障碍等因素影响时容易发病。轴索变性后继发运动终板变性,所支配的肌纤维发生萎缩。髓鞘的改变可为原发,也可继发于轴索变性之后,髓鞘发生裂解、脱落,成为球状或块状体,其中脂蛋白分解成胆固醇脂,碎屑及胆固醇等由施万细胞及巨噬细胞清除。

(三)临床表现

不同病因所致的临床表现也不尽相同。任何年龄均可发病,大部分患者症状经数周至数月的发展,共同的临床表现如下:

1.感觉障碍 受累肢体远端感觉异常,如针刺样、蚁爬感、触痛、灼热感等。查体有感觉过敏或肢体远端对称性深浅感觉减退或缺失,感觉障碍呈手套—袜子型。

2.运动障碍 四肢远端对称性下运动神经元性的瘫痪,轻重不等。检查可发现肌力减退,从轻瘫至全瘫。肌张力降低,可有肌萎缩,上肢见于骨间肌、蚓状肌、鱼际肌等,可呈垂腕;

下肢为胫前肌、腓骨肌萎缩,可以有垂足,走路呈跨阈步态。后期可出现肌肉萎缩、肢体挛缩及畸形。

3.腱反射减退或消失　上肢有二头肌、三头肌和桡骨膜反射,下肢有膝反射和踝反射减弱或消失。

4.自主神经功能障碍　四肢远端对称性自主神经功能障碍。表现为肢体末端皮肤对称性菲薄、光亮或脱屑、变冷、苍白或青紫、汗多或无汗、指(趾)甲粗糙、松脆,甚至溃烂等。

5.几种常见的多发性神经病

(1)铅中毒性多发性神经病:呈亚急性发病,早期有铅中毒神经衰弱的症状,然后才出现多发性神经病表现,以运动障碍为主,肌萎缩明显,易出现垂腕和垂足。感觉障碍很轻或无。还可出现铅中毒性腹绞痛、继发性贫血、嗜点彩红细胞、上齿龈深蓝色的铅线。

(2)呋喃西林中毒性多发性神经病:发病较急,开始服用至开始出现中毒症状的时间平均为12日。剂量越大,发病越早。大多数患者感觉异常和疼痛为最早及最突出的症状,烧灼样痛尤为多见,以远端为重,部分患者表现为红斑肢痛症的特点。对称的手套—袜子型感觉减退,四肢末端的皮肤变嫩,多汗,色素沉着,但萎缩不明显。

(3)异烟肼中毒性多发性神经病:多见于服用大量异烟肼的患者,以感觉障碍为主,最先手指、足趾的感觉异常、麻木,其后发展为手套—袜子型感觉障碍,浅感觉较重,同时有烧灼样疼痛及肌肉压痛。后期四肢远端肌力减退及腱反射消失。

(4)酒精中毒性多发性神经病:见于长期酗酒、有胃肠疾病或手术切除病史患者,主要是B族维生素的缺乏,导致神经的营养代谢障碍。一般为亚急性病程,最早的症状是下肢远端烧灼样疼痛,逐渐影响至双手。检查发现有痛觉过敏和深感觉减退至消失,而运动障碍较轻,后期才出现四肢无力,肌萎缩,足和腕下垂。可有四肢末端皮肤干燥、脱屑、出汗减少等自主神经功能障碍。

(5)糖尿病性多发性神经病:多发生于糖尿病或糖耐量异常患者。临床表现为一种痛性神经病,如持续性疼痛,在休息及晚上疼痛更为明显,伴有四肢远端的针刺感。四肢远端皮肤干燥、无光泽、毛发脱落、指趾甲生长障碍、阳痿、尿失禁等自主神经功能紊乱症状。

(6)麻风性多发性神经病:四肢远端的感觉运动障碍不对称,有肌萎缩,四肢末端的自主神经营养障碍十分明显,呈现无汗,指趾大疱、溃疡及坏死,甚至可以脱落。周围神经粗大变硬,活检可发现麻风杆菌。

(四)辅助检查

1.血生化和免疫学检查　检测血糖、尿素氮、肌酐、维生素 B_{12} 和叶酸水平等查明病因。怀疑结缔组织病,则检测血免疫球蛋白、风湿全套、红细胞沉降率和抗"O"等检查。疑为重金属中毒者,则检测血、尿、头发、指甲中的铅、砷、汞、铊含量。

2.脑脊液　大多数患者的脑脊液一般检查无异常发现,极少数患者可见蛋白增高。

3.电生理　主要是肌电图和神经传导速度,多显示为神经源性病损改变,在严重轴索变性及继发性髓鞘脱失时,传导速度变慢,肌电图有失神经性改变,节段性脱髓鞘而轴索变性不显著者,仅有神经传导速度减慢。

4.神经活检　疑为遗传性的患者,可做腓神经活检。

(五)诊断及鉴别诊断

根据四肢远端为主的对称性弛缓性瘫痪、手套—袜子型分布的对称性感觉障碍及自主神经功能障碍以及肌电图和神经传导速度的改变,诊断本病并不困难。但需要与一些疾病相鉴别:①周期性瘫痪:常见于青壮年发病,四肢近端无力,无感觉障碍。经钾盐治疗后症状迅速缓解;②急性脊髓炎:多表现为双下肢瘫痪,有传导束感觉障碍、锥体束征和膀胱直肠功能障碍,早期有脊髓休克;③急性脊髓灰质炎:多发于儿童,瘫痪呈不对称,一侧肢体为重,弛缓性瘫痪,无感觉障碍,肌电图可有巨大电位。

（六）治疗

1.病因治疗　根据不同的病因,采取针对性强的措施。中毒者应设法阻止毒物继续进入体内,加速排出和用解毒剂。药物毒性所致者,立即停药;重金属或化学品的中毒,应即脱离中毒环境或避免继续接触有关毒物。急性中毒需输入大量液体,促使发汗和利尿通便,加速毒物排出。特殊解毒剂治疗,重金属如铅、汞、锑、砷等,可用二硫丙醇、依地酸钙钠等结合剂,如铅中毒可用二硫丁二钠解毒。酒精中毒者,禁酒是治疗的关键,并应用大剂量维生素 B_1 肌内注射。糖尿病者应积极控制血糖。结缔组织疾病及变态反应性疾病可应用类固醇皮质激素治疗。由于营养缺乏及代谢障碍或感染所致者,应积极治疗原发疾病。

2.改善神经的营养代谢　早期足量地应用维生素 B_1、维生素 B_2、维生素 B_6、维生素 B_{12} 及维生素 C、三磷腺苷（ATP）、辅酶 A、肌苷、胞磷胆碱等,尤其是 B 族维生素更利于神经损伤的修复和再生。加兰他敏 5 mg 肌内注射,每日 1 次,有助于神经功能的恢复。近年来,神经生长因子和神经节苷脂等药物在恢复期可试用。

3.对症处理　急性期应卧床休息,适当增加营养,勤翻身,定时按摩瘫痪肢体,尽早做被动或主动锻炼,防止肌肉萎缩和肢体静脉血栓形成。恢复期可选用针灸、理疗、按摩等康复措施以促进肢体功能恢复。疼痛剧烈的患者可选用止痛剂、卡马西平、苯妥英钠或阿米替林。

四、急性炎症性脱髓鞘性多发性神经病

急性炎症性脱髓鞘性多发性神经病（acute inflammation demylinating polyneuropathy,AIDP）是以四肢对称性弛缓性瘫痪、腱反射减弱或消失、伴或不伴有感觉障碍为主要临床特征的周围神经疾病,病情严重的患者可因呼吸肌瘫痪而危及生命,其主要病变是脊神经前根和近端神经干广泛的炎症性髓鞘脱失,脑脊液常有蛋白-细胞分离现象。该病最早由法国医师 Guillain 和 Barré 于 1916 年报道,因此又称为吉兰-巴雷综合征（Guillain-Barré syndrome,GBS）。

（一）病因和发病机制

GBS 的病因还不清楚。临床上发现 GBS 在发病前数日至数周常有呼吸道和消化道等前驱感染。因此,目前认为,多种病因可引起本病,其中重要的前驱感染包括空肠弯曲菌（campylobacter jejuni,CJ）、巨细胞病毒（cytomegalo virus,CMV）、EB 病毒（Epstein-Barr virus,EBV）和肺炎支原体（Mycoplasma pneumoniae）感染,其他尚有副流感病毒Ⅰ型、HSV、流行性感冒病毒、腺病毒、水痘带状疱疹病毒等感染。CJ 属螺旋菌科弯曲菌属的胎儿种,为革兰染色阴性的弧菌,是全球范围内食物源性胃肠炎的常见病菌,与 GBS 的发病关系密切,也是 GBS 最主要的前驱感染病原。CJ 感染好发于夏、秋两季,其胃肠道症状为从水样腹泻到严重的痢疾,可伴有发热。该菌感染为自限性疾病,无须治疗,但是长期带菌的个体存在潜在的危险性,其中最重要的是继发 GBS 和反应性关节炎。但在 CJ 前驱感染的基础上 GBS 的发病率在世界各地不一,目前较多的看法是,亚洲国家（中国、日本等）CJ 感染后 GBS 发病率高于

北美和欧洲等西方国家,我国北方地区 GBS 的 CJ 感染率高达 74%。但总的来说,CJ 感染后患者的 GBS 发病率小于 1/1000。CJ 的细胞壁由脂多糖组成,具有内毒素特性,脂多糖由多糖 O 抗原、核心多糖及类脂 A 组成,多糖 O 抗原是 CJ 的主要表面抗原,据此,CJ 可分为多种血清型(Penner 法)。目前认为,O:19 型 CJ 菌株前驱感染与 GBS 发病的关系最为密切,其他相关的还有 O:4、O:2、O:41 型等。

20 世纪 90 年代以来,GBS 发病机制研究逐渐趋向于体液免疫和有关糖链结构的分子模拟研究。分子模拟学说是目前 GBS 研究中最可能解开发病机制之一的假说,即 CJ 细胞的脂多糖在分子结构上与人类周围神经的表位(epitope)神经节苷脂(gangliosides)GM1 等成分存在类似的分子结构,CJ 感染后,机体免疫系统针对 CJ 的免疫反应也作用于周围神经,从而导致周围神经免疫损伤。这些神经节苷脂表位包括 GM1、GD1a、GalNAc-GD1a、GD1b、GD2、GD3、GM2、GQ1b 和 GT1b 等。几乎所有的 CJ 感染后 GBS 患者(包括脱髓鞘型和轴索型)均产生一种或数种抗神经节苷脂抗体,这些抗体可能为致病性抗体。此外,微生物还可作为激活剂刺激 B 细胞增殖,产生抗体;直接参与细胞因子释放,协同免疫反应;通过微生物超抗原激活 T 细胞的寡克隆反应;破坏免疫活性细胞,干扰免疫调节机制,造成自身免疫反应。一些细胞免疫的细胞因子,特别是由巨噬细胞和抗原激活的 T 淋巴细胞所分泌的 TNFα 和 IL-2,是引起炎症和自身免疫性组织损伤包括选择性损害周围神经髓鞘的递质。这些炎症介质及其激活的炎症细胞可直接对周围神经和施万细胞发挥细胞毒性作用。综上所述,异常免疫应答直接损害周围神经是 GBS 发病机制中的一个重要特点。

(二)病理

GBS 的病理改变因其不同亚型而表现各异。

1.急性炎症性脱髓鞘性多发性神经炎(AIDP)　为经典型 GBS,运动和感觉神经元纤维同时受累,以周围神经多灶性节段性髓鞘脱失为主要病理特征,伴显著巨噬细胞和淋巴细胞浸润,轴索相对完整。AIDP 是欧美国家 GBS 的主要类型(80%～90%),诱发因素主要为 CMV、EB 等病毒感染。

2.急性运动轴索性神经病(AMAN)　病变仅累及运动神经,病程初期主要表现为神经轴索沃勒变性,髓鞘相对完整,后期可能继发性髓鞘脱失。中国和日本等亚洲国家 50%～60% 的 GBS 都是 AMAN 型,其前驱感染主要是空肠弯曲菌感染。

3.急性运动感觉轴索性神经病(AMSAN)　病理改变类似 AMAN,但除运动神经轴索沃勒变性外,感觉神经纤维同时也存在轴索变性。

4.米-费综合征(Miller-Fisher syndrome)　为 GBS 的特殊亚型,临床少见。运动和感觉神经同时受累,病变大多类似 AIDP,四肢周围神经和脑神经呈现脱髓鞘改变。

(三)临床表现

我国的 GBS 患者大多来自于农村,且在夏秋季发病较多,临床类型以 AMAN 型为主,CJ 是主要前驱感染源。GBS 典型的临床特征为四肢对称性、弛缓性瘫痪伴有腱反射消失。

1.前驱症状　大多数患者在起病前 1～4 周有上呼吸道或消化道感染或疫苗接种史。其他诱发因素包括:自身免疫性疾病、手术、肿瘤、妊娠、肾移植、骨髓移植、一些药物的服用和硬脊膜外麻醉等。

2.首发症状　以主观感觉障碍常见,多发生于四肢或双下肢远端,麻木、酸痛、紧束感及小腿后部疼痛较常见。少数患者以肢体无力为首发症状。大多数患者发病后 1 周内症状达高峰。

3. 运动障碍 运动障碍是 GBS 最主要的临床特征，表现为急性或亚急性起病的进行性、弛缓性、两侧基本对称的肢体瘫痪。瘫痪大多首发于下肢远端，表现为双下肢无力，然后呈上行性发展，在数日至数周内逐渐累及上肢和脑神经。少数病例，瘫痪呈下行性进展，也有患者首发症状为四肢同时出现无力。临床上一般是远端麻痹重于近端，少数可表现为近端重于远端。腱反射减弱或消失。患者在 2 周内肢体瘫痪达到高峰，可以从不完全瘫痪发展为完全瘫痪，绝大多数进行性加重不超过 4 周。重症病例可累及呼吸肌和颈部肌肉，表现为抬头不能、咳嗽无力、呼吸困难等一系列缺氧症状，甚至危及生命，在临床上尤其应引起高度的重视，应早期识别呼吸肌麻痹的症状与体征。疾病后期常见肌肉萎缩。

4. 感觉障碍 与运动障碍相比，GBS 患者感觉障碍的症状相对轻微，患者主观感觉异常，如痛、酸、胀、麻等，尤其是小腿后部疼痛和压痛明显。但客观感觉障碍较轻，可表现为肢体末端手套—袜子型感觉障碍或无明显感觉障碍。GBS 中疼痛表现多样，最常见疼痛类型为肌痛、神经根性疼痛和关节痛。神经根性疼痛在临床较为常见，常出现背部、臀部和下肢的疼痛，原因主要与肿胀的神经根在出入椎间孔时受压迫有关，患者可因避免牵拉神经根加重疼痛而出现反射性肌强直，体检时发现颈部抵抗、凯尔尼格征、布鲁津斯基征、Lasegue 征阳性，容易误认为脑膜刺激征。

5. 脑神经症状 以面神经和舌咽神经受累最常见。其中 85% 系双侧周围性面神经麻痹，表现为面无表情、闭目困难，饮水进食受限，示齿、抬额、皱眉等均无力；其次为球麻痹，表现为吞咽困难、声音嘶哑、饮水返呛，数日内必然会出现肢体瘫痪。其他脑神经亦可受累，如动眼、滑车、展神经麻痹所致的眼球活动受限、复视和斜视；三叉神经受损表现为咀嚼无力和下颌偏斜；舌下神经受损出现舌肌瘫痪、萎缩和纤颤。

6. 自主神经系统症状 临床上常出现面色潮红、出汗增多、心动过速、血压升高或直立性低血压，有时血压突然变化或心律失常可导致猝死。括约肌功能通常不受影响，无大小便障碍。少数患者在病程早期可出现不超过 12～24 小时的一过性括约肌功能障碍，主要表现为尿潴留，尿便失禁少见。

7. GBS 的主要亚型

(1)急性炎症性脱髓鞘性多发性神经病(AIDP)：是 GBS 经典类型。AIDP 在各年龄期均有发病，无明显季节性，是欧美国家 GBS 的主要类型(80%～90%)，诱发因素主要为 CMV、EB 等病毒感染。急性起病，可伴发热，数日内达高峰。也可呈爆发性发病，24～48 小时内出现呼吸麻痹。AIDP 伴轻、中度的感觉异常。病初 2～3 日内，脑脊液检查多呈阴性，神经电生理检查提示运动和感觉神经脱髓鞘表现(神经传导速度减慢、远端潜伏期延长和反应电位时程增宽，波幅减低不明显)，但出现晚于临床表现。有 1/3 患者，血清中存在抗神经节苷脂抗体，大多为抗 GM1 抗体。

(2)急性运动轴索性神经病(acute motor axonal neuropathy，AMAN)：为纯运动型，除无主观感觉障碍外，其他临床特征与 AIDP 相似，特点是病情重，多 24～48 小时内迅速出现四肢瘫，肌萎缩出现早，病残率高，预后差。多见于儿童和青少年，有明显季节性(6～10 月份)，主要发生在中国北方，可呈区域性流行，在其他国家也有散发。典型 AMAN 占中国 GBS 病例的 2/3，而在西方国家仅占 5% 左右。AMAN 与 CJ 感染有密切的相关性。

(3)急性运动感觉轴索性神经病（acute motor and sensory axonal neuropathy，AM-SAN）：此亚型在病理上是与 AMAN 相似但更严重的类型，表现为运动和感觉障碍，恢复缓慢且常不完全。临床少见，主要发生于成年人，中国北方和西方国家均有发病。运动神经和感觉神经反应电位波幅显著减低，传导速度基本正常。

(4)Miller-Fisher 综合征：又称 Fisher 综合征，为 GBS 特殊亚型，临床少见，成人发病多于儿童。急性或亚急性起病，主要表现为眼外肌麻痹、共济失调、腱反射消失三联征，伴或不伴肢体瘫痪和感觉障碍。90%患者血清中抗 GQ1b 抗体增高（支配眼肌的运动神经末梢、本体感觉通路和小脑神经元均富含 GQ1b）。

8.GBS 病情的严重程度分级　目前，国际上大多采用 Hughes 功能评分将 GBS 患者的运动功能分为 6 级：0 分：功能正常；1 分：能跑，伴随少许症状和体征；2 分：独立行走 5 m；3 分：在人帮扶下行走 5 m；4 分：卧床或坐在轮椅上；5 分：需要辅助通气。与单纯采用肌力、肌张力检查来判断病情相比，Hughes 功能评分能更加客观、全面反映患者运动功能的综合情况，有利于疾病严重程度的判断和指导选择积极的治疗。

(四)辅助检查

1.脑脊液检查　GBS 患者典型的脑脊液改变为"蛋白-细胞分离"现象，即脑脊液中的蛋白含量增高，而细胞计数正常或基本正常，为 GBS 的特点之一，这一现象见于 80%～90%的 GBS 患者，在病程 1 周后逐渐明显，第 2～3 周达高峰。因此，临床上应正确选择脑脊液检查的时机，以提高检查的阳性率；同时，对疑似 GBS 的患者，早期脑脊液检查阴性者，应在病程的 2～3 周进行复查。脑脊液中蛋白质增高的程度不等，波动在 0.46～5 g/L。

2.血液和脑脊液免疫学检查　免疫球蛋白升高，尤其是 IgG 及 IgM。脑脊液中有时可见寡克隆带。最近研究发现，GBS 急性期血液中髓鞘抗体（GM1）效价显著增高，且 GM1 抗体水平随临床症状的改善而下降。

3.神经电生理检查　神经传导异常是诊断 GBS 的最敏感的电生理指标：主要包括运动神经传导速度（MCV）、感觉神经传导速度（SCV）和 F 波 H 反射。进行电生理检查的时机为病程 10 日至 1 个月，异常率为 100%，以 MCV、SCV 减慢，远端潜伏期延长较多见。运动神经较感觉神经更为敏感，MCV 指标的总异常率在 GBS 发病 4 周内可达 90%。SCV 异常在 GBS 中比 MCV 少见且出现较晚，可表现为传导速度减慢和波幅降低，异常率为 58%～72%。F 波异常在 GBS 病程中出现较早且很常见，平均潜伏期延长和 F 波缺失是诊断 GBS 高度特异且敏感度较高的指标。H 反射异常比其他检查方法更常见且出现更早，由于 F 波主要测定近端运动神经的传导，H 反射是对混合神经刺激 I α 传入纤维后产生的单突触反射，两者在 GBS 的异常率高达 90%。

4.心电图检查　可见部分患者呈窦性心动过速、ST 段下降、T 波低平或倒置、QT 间期延长、房室传导阻滞、心肌劳损或心房颤动。

(五)诊断

诊断依据：①病前 1～4 周 50%患者有呼吸道、肠道感染，不明原因发热、受凉、疲劳、创伤、手术等病史或前驱症状；②急性或亚急性起病，病情呈进行性加重，常在数日至 2 周达高峰；③四肢进行性、对称性、弛缓性瘫痪；④腱反射减弱或消失，尤其是远端常消失；⑤可伴有脑神经损害，以面神经和舌咽神经受累多见；⑥主观感觉有异常，而客观检查正常，或有较轻的手套—袜子型感觉障碍，可有神经根牵拉痛；⑦脑脊液呈蛋白-细胞分离现象；⑧电生理检查出现神经传导速度明显减慢,潜伏期延长,F波缺失,H反射异常。

其中③和④是必须条件,二者缺一不可。如出现显著的、持久的、不对称的麻痹;持久的膀胱直肠功能障碍;以膀胱直肠功能障碍为首发症状;存在明显的感觉障碍平面;脑脊液中单核细胞数超过 50×10^6/L 的情况,则 GBS 的可能性较小。

(六)鉴别诊断

1.急性脊髓灰质炎　本病系中枢神经系统病毒感染,亦有肠道感染的前驱症状,之后出现肢体瘫痪。与GBS不同的是:①肢体瘫痪不对称,可只侵犯某一肢体或某一肌群;②有中枢神经系统传染病的流行病学史;③无感觉损害的症状和体征;④肢体瘫痪恢复差,常遗留不同程度的后遗症;⑤脑脊液无蛋白-细胞分离现象。

2.多发性神经病　一般起病较慢,主要特点是肢体末端感觉、运动、腱反射和自主神经同时受累。脑脊液检查正常。

3.低血钾性瘫痪　以低血钾型周期性瘫痪为常见。其特点为:①急性骨骼肌弛缓性瘫痪,以肢体近端为重;②有反复发作史;③病程短,几日内自行缓解;④无感觉损害的症状、体征;⑤发作时血钾低,心电图有低血钾改变;⑥补钾治疗有效。

4.急性脊髓炎　病变位于颈段的脊髓炎或上升性脊髓炎也表现为急性或亚急性起病的四肢瘫痪,在脊髓休克期,瘫痪呈弛缓性。但急性脊髓炎有传导束型感觉障碍和尿潴留,脑脊液无蛋白-细胞分离现象。脊髓MRI可发现病变部位的脊髓肿胀和炎性改变。

5.多发性肌炎　亚急性进行性GBS起病形式和病程与多发性肌炎相似,并且有一部分GBS患者缺乏主观和客观感觉障碍,不易与多发性肌炎鉴别。但多发性肌炎患者病前多无病毒感染史,血清肌酶升高,脑脊液正常,肌电图表现为短时程、低波幅的多相电位。

(七)治疗

1.治疗原则　GBS是神经科最常见的急性疾病之一,适当的支持治疗和护理,直接关系到患者的预后。呼吸肌麻痹致急性呼吸衰竭、感染、心律失常、自主神经功能障碍是患者常见致死的危险因素。因此,应尽早使用免疫抑制疗法和全身支持疗法,防止病情恶化;一旦出现呼吸麻痹,应及时行气管切开,改善通气,减少死亡率;同时应该预防肺部及泌尿系感染,早期开始康复治疗,降低病残率。

2.免疫治疗法　由于GBS是周围神经的自身免疫性疾病,因此针对病因的治疗措施主要是免疫治疗,目前国际上公认的有效的方法是血浆置换疗法和静脉注射免疫球蛋白。两者的治疗时机均宜尽早进行,最好在发病1周内,不超过2周,可缩短恢复时间及改善预后。

(1)血浆置换:血浆置换(plasma exchange,PE)最早被证实对GBS有效,并已成为GBS治疗试验疗效评价的金标准。其作用机制是清除患者血浆循环中致病性抗体、淋巴因子和炎症介质,恢复淋巴细胞和吞噬细胞功能,减轻免疫反应,从而减轻神经损害。治疗方法:推荐每日1次,连续5日,每次1个血浆量(35~40 mL/kg)。不良反应:输血后肝炎、输液反应、电解质紊乱、局部感染、过敏反应、短暂性症状性低血压、恶心、呕吐、头痛、心动过速等。禁忌证:严重电解质紊乱伴心律失常、出血、低血压、新近有心肌梗死及严重的肝肾衰竭。PE分类:包括单重血浆交换、双重过滤血浆交换(double filtration plasma pheresis,DFPP)和免疫吸附血浆交换(immunoadsorption plasma pheresis,IAPP)。由于单重PE去除了大量血浆,需要大量血浆制品进行补充,不仅价格高,而且外源性的血浆制品可能引起过敏反应及感染等问题,因而大大地限制了单重PE的应用。DFPP是对患者的血浆进行非选择性分离后,将分离出的患者血浆通过膜孔更小的血浆成分分离器去除大分子量的蛋白质,再将过滤后的血浆及血液有形成分混合并加上等量置换液回输患者体内。IAPP 是将患者血液引至体外循环,通过各种不同的吸附柱选择性清除血液中的致病物质,该法的优点是既能去除致病性因子,又完全不需要置换液,较 DFPP 进一步减少了 PE 不良反应的发生,并降低费用。因此,DFPP 和 IAPP 逐渐取代了目前国内最常用的单重 PE,成为安全有效的治疗 GBS 的方法。

(2)静脉注射免疫球蛋白(intravenous immunoglobulin,IVIG):现已证实,IVIG 是治疗 GBS 的有效方法。尽管 IVIG 价格高,但较 PE 简单易行,不需要复杂设备,且相对安全,因此已推荐为重型 GBS 患者的首选治疗方法。IVIG 治疗的作用机制可能是通过 IgG 的 Fc 段封闭靶细胞 Fc 受体,阻断抗原刺激和自身免疫反应、中和循环中的抗体、减少巨噬细胞所致的抗体依赖性细胞毒性作用。临床上使用 IVIG 的治疗指征:①急性进展期未超过 2 周,且独立行走不足 5 m 的 GBS 患者;②使用 PE 后,病情仍继续恶化者;③对已经接受 IVIG 治疗,但病情继续加重或 GBS 复发者;④当进展期持续 4 周以上,考虑为慢性 GBS 者。推荐剂量为每日 0.4 g/kg,连用 5 日。治疗的有效率在 $50\% \sim 75\%$,有效者 $24 \sim 48$ 小时可见麻痹不再进展,给药后 $3 \sim 7$ 日,临床明显见效。不良反应:轻微头痛、恶心、寒战、发热、呕吐、肌痛、红疹及短暂性肝功能异常等,经减慢滴速或停药即可消失。

(3)肾上腺皮质激素疗法:肾上腺皮质激素具有抗炎及免疫抑制作用,其对 GBS 的治疗作用及疗效存在争议。国外研究发现,单用中等剂量肾上腺皮质激素与安慰剂对照组相比在功能恢复及预后方面并无显著差异,故目前不推荐肾上腺皮质激素作为治疗 GBS 的常规用药。但对危重病患者合并有间质性肺炎、呼吸肌无力和明显神经根性疼痛者可以使用,若仍不能阻止病情发展,则尽早停用。

3.保持呼吸道通畅及呼吸肌麻痹的抢救 定时翻身拍背,清除呼吸道分泌物,预防呼吸道感染和肺不张,密切观察呼吸困难的严重程度,进行心电、血氧饱和度、肺活量和血气监测。常规在患者病床前备用气管切开包,如出现氧分压低于 70 mmHg 或肺活量小于 15 mL/kg,则应立即气管插管,进行正压通气,观察 $3 \sim 5$ 日无明显改善,则行气管切开术,采用人工呼吸机进行辅助呼吸。应在患者的神经系统症状改善,呼吸机能恢复之后撤去呼吸机。须待肺部感染得到控制,有力的咳嗽反射得到恢复,有 24 小时的自动正常呼吸方能拔除气管导管。呼吸肌麻痹的预防和抢救是提高 GBS 治愈率和降低 GBS 致死率的关键,应引起足够的重视。

4.支持对症治疗 急性期应嘱患者卧床休息,以减少疼痛刺激。GBS 疼痛明显者应给予积极处理。肌肉疼痛对肾上腺皮质激素敏感;神经根性疼痛及感觉倒错导致的疼痛选用三环类抗抑郁药或卡马西平;关节痛使用非甾体消炎药有一定效果。饮食要富有营养并易于消化,防止肠道自主神经功能紊乱等消化道并发症。有吞咽障碍者应尽早插上鼻胃管,进行鼻饲饮食,防止误吸入肺,引起吸入性肺炎或窒息。便秘者可给予缓泻剂或灌肠。对瘫痪严重者应防止足下垂及压疮,保持肢体于功能位。对瘫痪肢体的深静脉血形成则及时给予低分子肝素和穿医用弹力长袜治疗。对呼吸肌麻痹应进行特护,加强对病情的观察,防止并发症。急性期后,即患者无明显疼痛时应开始早期康复治疗,防止肌肉萎缩。

(八)预后

多数患者预后良好,可完全恢复,少数遗留轻微神经功能缺损,5% 死亡,通常死于呼吸衰竭。若患者出现舌咽、迷走神经麻痹,呼吸肌麻痹,血压过高或过低,有严重心、肺、肾等并发症,则提示预后不良;有前期空肠弯曲菌感染证据者预后较差;病理以轴索变性为主者,病程常迁延且恢复不完全。GBS患者1年内应避免进行疫苗接种。

五、慢性炎症性脱髓鞘性多发性神经病

慢性炎症性脱髓鞘性多发性神经病(chronic inflammatory demyelinating polyneuropathy,CIDP)是一种临床表现与吉兰-巴雷综合征相似的免疫介导性周围神经病,其特点是起病较慢,病程呈慢性反复或慢性进展,对肾上腺皮质激素治疗效果好,又称慢性感染性脱髓鞘性多发性神经根神经病、慢性GBS、慢性复发性感染性多发性神经病、慢性多发性神经根神经病、复发性皮质激素依赖性多发性神经炎等。

（一）病因

病因不明,一般认为属于自身免疫性疾病,其发生机制为迟发性过敏反应。患者的神经上沉积IgM和IgG,血清中多种髓鞘成分抗体升高,10%～71%患者血清和脑脊液中含有糖脂和神经节苷脂抗体升高。一些实验性变态反应性神经炎的动物也呈现慢性进行或慢性复发的病程。

（二）病理

周围神经普遍受损,以神经根和神经干近端为主,呈节段性脱髓鞘改变,有髓神经纤维减少,炎症反应不明显,脱髓鞘和髓鞘再生并存,出现不同程度的"洋葱球"形成,神经内膜下血管周围可见单核细胞浸润,神经纤维水肿,部分患者有轴索变性,个别见脊髓后柱髓鞘脱失。

（三）临床表现

男女任何年龄均可发病。男性略多见,尤以中年男性为多。

常无前驱感染史,隐袭起病,缓慢进展,病程至少有2个月。1%～5%患者以急性形式起病,与AIDP相似,但数周后仍缓慢进展。临床特点是四肢对称性肌无力和感觉障碍,患者不能做举臂、握笔、解纽扣、梳头、提物等动作,站立、行走、上下楼梯和起坐困难。但一般不累及延髓肌,不出现吞咽困难,极少发生呼吸困难。患者手足感觉丧失,不能辨别物体和完成协调动作,可有麻木、刺痛、烧灼或疼痛感。体格检查可见四肢肌力减退,肌萎缩较轻或无,肌张力降低,腱反射减弱或消失,四肢末梢型感觉减退,痛触觉和深感觉均可降低,可有神经根牵拉痛。

（四）辅助检查

1.脑脊液 有蛋白-细胞分离,蛋白增高常在0.8～2.5 g/L。蛋白的高低与疾病的严重程度有一定关系。个别患者蛋白含量可正常。

2.电生理检查 F波潜伏期延长,肌肉动作电位的振幅下降,感觉及运动神经传导速度有时皆可减慢,运动传导速度一般较正常降低60%,而恢复期则可加快,在尺神经、正中神经、腓肠神经不能引出传入神经动作电位。

3.神经活检 神经纤维丧失,节段性脱髓鞘,再生髓鞘,"洋葱球"形成,可伴轴索变性、血管周围炎症等。

（五）诊断及鉴别诊断

根据隐袭起病、缓慢进展或慢性反复的病程(至少2个月),四肢对称性肌无力、深浅感觉障碍和腱反射消失的临床特点,脑脊液蛋白-细胞分离,神经传导速度减慢等,通常可以进行临床诊断,有时需做神经活检进行确诊。应与以下疾病相鉴别:

1.急性炎症性脱髓鞘性多发性神经病 起病急,病程很快达到高峰,病前常有感染史,部分患者可出现呼吸肌无力。

2. 多发性神经病 遗传性周围神经病患者常有家族史;代谢性周围神经病有原发病的症状和体征。中毒性多发性神经病多有明显中毒因素,主要特点是肢体末端感觉、运动、腱反射和自主神经同时受累。无脑脊液蛋白-细胞分离现象。多灶性运动神经病表现多不对称,有特征性的电生理表现,感觉障碍少见,激素疗效不佳。红斑性狼疮和多发性骨髓瘤疾病可伴发多发性神经病,但通过实验室检查可以区别。

3. 急性脊髓炎 多急性或亚急性起病,四肢瘫痪,有脊髓休克表现,有传导束型感觉障碍和尿潴留,无脑脊液蛋白-细胞分离现象。

(六)治疗

1. 泼尼松 是治疗 CIDP 的首选药,剂量为每日 1.0～1.5 mg/kg,早晨一次服用,连用 2～4 周后逐渐减量,一般于 2 个月内起效,肌力恢复正常或改善已达高峰常在 3～6 个月内。有些患者需用泼尼松维持数年或终身,维持剂量为隔日 5～20 mg。如泼尼松减量过快或过早,多数患者会复发。病情较重的患者,可先进行静脉内免疫球蛋白或血浆交换治疗,待病情缓解后再给以泼尼松治疗。在泼尼松治疗期间应注意每日补充钾 4 g、钙 1 g 和每周补充维生素 D 50000 U,同时给予抗酸剂和胃黏膜保护剂。

目前,泼尼松常和其他治疗(静脉内免疫球蛋白、血浆交换或免疫抑制剂)联合应用,可减少泼尼松剂量,而且泼尼松可增强静脉内免疫球蛋白或血浆交换的效果,减少其治疗频率。

2. IVIG 治疗剂量为每日 0.4 g/kg,连续用 5 日。适用于神经损害症状严重和病情进展快速者;对皮质激素有禁忌证或无效者;病程在 1 年以内的进展型 CIDP 或急性复发型 CIDP 者,这类患者对 IVIG 治疗的反应较好,有效率可达 90% 以上。以感觉障碍为主要表现的 CIDP 患者对 IVIG 治疗无效。

3. PE 方法为 2～4 周进行 5～10 次,每次交换量为 50 mL/kg。如每周进行 3 次交换,连续 4～6 周的效果更好。慢性进展型及复发型 CIDP 且以脱髓鞘性而无轴索变性者对血浆交换的反应好。

4. 免疫抑制剂 绝大多数患者对以上三种方法(一线治疗)中的一种方法是有效的。如三种方法均无效,可选用免疫抑制剂作为二线药物,如硫唑嘌呤、环孢素、环磷酰胺等。

5. 辅助治疗 大剂量的 B 族维生素及营养支持治疗,功能锻炼等,可促进肢体康复和减少并发症。

第二章　高血压

人口老龄化已经成为重大的社会问题,2017 年末,我国≥65 周岁人口有 15831 万人,占总人口的 11.4%。为了积极应对人口变化带来的挑战,我国卫生行业遵循"健康老龄化"的原则,从"以疾病治疗为中心"转变为"以人民健康为中心",坚决贯彻"预防为主"的理念,进一步推进卫生和健康事业发展。

高血压是最常见的慢性病之一。半数以上的老年人患有高血压,而在≥80 岁的高龄人群中,高血压的患病率接近 90%,是罹患脑卒中、心肌梗死乃至造成心血管死亡的首要危险因素。近年来,我国高血压防控事业取得了令人瞩目的成绩。据 2015 年统计显示,老年高血压控制率为 18.2%,较 2002 年的 7.6% 有了显著提升。但是,这一控制率与"健康老龄化"的要求仍有较大差距,老年高血压防控仍然任重而道远。包括我国高血压防治指南在内的各国指南中,都对老年高血压进行了阐述,但均篇幅有限。迄今为止,尚无专门针对老年人的高血压防治指南。老年人是一个独特的群体,高血压的预防、诊断、评估和治疗策略与一般人群显著不同。因此,迫切需要一部以老年高血压患者为关注对象的指南用于临床实践,进一步提升我国老年高血压管理的质量。

在国家卫生与健康委员会慢病司的支持下,由中国老年医学学会高血压分会发起,联合国家老年疾病临床医学研究中心中国老年心血管疾病防治联盟,成立了《中国老年高血压管理指南》筹备委员会。在一年半的时间里,组织国内高血压领域专家,参照国际和国内指南制订的流程,完成了文献检索、框架设定、内容撰写、证据等级和推荐级别评估,并组织了多次讨论和修订。针对老年人血压测量、降压目标、特定人群的治疗、血压波动、功能保存、多重用药、血压管理等问题做了详细阐述。撰写过程中,除了借鉴国外人群的相关数据,尤其注重以中国人群为研究对象的高水平临床试验的结果,并结合我国老年高血压防治的实际情况和临床经验。《中国老年高血压管理指南(2019)》终于在 2019 年 1 月完稿。这是一部具有鲜明特色、紧密结合临床、证据与实践相结合的指导性文件,尤其适合我国老年高血压患者。本指南的发表,对于我国老年高血压防控事业具有重要意义。

《中国老年高血压管理指南》对推荐类别和证据分级的定义和具体表述见表 2-1、表 2-2。

表 2-1　推荐类型

推荐类别	定义	建议使用的表述
Ⅰ类	证据和(或)总体一致认为,该治疗或方法有益、有用或有效	推荐/有指征
Ⅱ类	关于该治疗或方法的用途/疗效,证据不一致和(或)观点有分歧	
Ⅱa类	证据/观点倾向于有用/有效	应该考虑
Ⅱb类	证据/观点不足以确立有用/有效	可以考虑
Ⅲ类	证据和(或)专家一致认为,该治疗或方法无用/无效,在某些情况下可能有害	不推荐

表 2-2　证据等级

证据分级	定义
A 级	数据来自多项随机对照临床试验或由随机对照临床试验组成的荟萃分析
B 级	数据来自单项随机临床试验或多个大型非随机对照研究
C 级	数据来自专家共识和（或）小规模研究、回顾性研究或登记注册研究

第一节　概述

一、老年高血压的定义与分级

年龄≥65 岁，在未使用降压药物的情况下，非同日 3 次测量血压，收缩压（systolic blood pressure，SBP）≥140 mmHg（1 mmHg＝0.133 kPa）和（或）舒张压（diastolic blood pressure，DBP）≥90 mmHg，可诊断为老年高血压。曾明确诊断高血压且正在接受降压药物治疗的老年人，虽然血压<140/90 mmHg，也应诊断为老年高血压。老年高血压的分级方法与一般成年人高血压分级方法相同（见表 2-3）。

表 2-3　老年人血压水平的定义与分级

分级	收缩压（mmHg）		舒张压（mmHg）
正常血压	<120	和	<80
正常高值	120～139	和（或）	80～89
高血压	≥140	和（或）	≥90
1 级高血压	140～159	和（或）	90～99
2 级高血压	160～179	和（或）	100～109
3 级高血压	≥180	和（或）	≥110
单纯收缩期高血压	≥140	和	<90

当收缩压与舒张压分属不同级别时，以较高的级别为准。单纯收缩期高血压按照收缩压水平分级。
1 mmHg＝0.133 kPa

上述定义与分类的依据是诊室坐位血压测量结果。近年来，我国家庭自测血压与动态血压监测应用日益广泛，已成为诊室血压测量的重要补充。但由于血压测量设备的标准化与质量控制方面有待进一步完善，目前尚不把诊室外血压测量结果作为诊断老年高血压的独立依据。

二、老年高血压的流行现状

1991 年全国高血压抽样调查资料显示，我国≥60 岁老年人高血压患病率是 40.4％,2002 年全国营养调查显示患病率是 49.1％,2012—2015 年全国高血压分层多阶段随机抽样横断面调查资料显示患病率为 53.2％,患病率总体呈增高趋势。老年人群高血压患病率随增龄而显著增高，男性患病率为 51.1％,女性患病率为 55.3％。农村地区居民高血压患病率增长速度较城市快。

2012—2015年调查显示，≥60岁人群高血压的知晓率、治疗率和控制率分别为57.1%、51.4%和18.2%，较2002年明显增高（见表2-4）。不同人口学特征比较，知晓率、治疗率和控制率均为女性高于男性，高血压治疗率城市显著高于农村；与我国北方地区相比，南方地区高血压患者的知晓率、治疗率和控制率较高；不同民族比较，少数民族居民的高血压治疗率和控制率低于汉族。值得注意的是，我国人群高血压"三率"仍处于较低的水平，老年高血压患者血压的控制率并未随着服药数量的增加而改善。

表2-4　我国两次高血压患病率、知晓率、治疗率和控制率调查结果

年份	年龄(岁)	患病率(%)	知晓率(%)	治疗率(%)	控制率(%)
2002	≥60	49.1	37.6	32.2	7.6
2012—2015	≥60	53.2	57.1	51.4	18.2

三、老年高血压的特点

随年龄增长，大动脉弹性下降，动脉僵硬度增加；压力感受器反射敏感性和β肾上腺素能系统反应性降低；肾脏维持离子平衡能力下降。老年人血压神经-体液调节能力下降，表现为容量负荷增多和血管外周阻力增加。

老年高血压患者常见SBP升高和脉压增大。我国人群统计，老年单纯收缩期高血压患病率为21.5%，占老年高血压总人数的53.21%。随年龄增长，钙化性瓣膜病发生率增高，超声心动图可明确诊断。严重主动脉瓣狭窄者不能过度降压，以免影响重要器官的血供；若脉压过大，SBP明显升高且DBP水平<50 mmHg，应注意合并主动脉瓣关闭不全的可能性。

由于血压调节能力下降，老年人的血压水平容易受各种因素如体位、进餐、情绪、季节或温度等影响，称为异常血压波动。最常见为体位性低血压、餐后低血压和血压昼夜节律异常等。

高龄老年高血压患者常伴有多种危险因素和相关疾病，合并糖尿病、高脂血症、冠心病、肾功能不全和脑血管病的检出率分别为39.8%、51.6%、52.7%、19.9%和48.4%。

老年高血压患者伴有严重动脉硬化时，可出现袖带加压时难以压缩肱动脉，所测血压值高于动脉内测压值的现象，称为假性高血压。通过无创中心动脉压检测可获得相对较为准确的血压值。假性高血压发生率随年龄增长而增高。当SBP测量值异常升高但未合并相关靶器官损害或药物降压治疗后即出现低血压症状时，应考虑假性高血压可能。假性高血压可导致过度降压治疗，SBP过低在高龄患者可能引起跌倒、衰弱等不良预后的增加。

第二节　诊断和评估

老年高血压的诊断性评估包括：①确定血压水平；②了解心血管危险因素；③明确引起血压升高的可逆和（或）可治疗的因素，如有无继发性高血压；④评估靶器官损害和相关临床情况，判断可能影响预后的合并疾病。通过上述评估，有助于指导老年高血压患者的治疗。

一、血压测量

血压测量是评估血压水平、诊断高血压以及观察降压疗效的根本手段和方法。由于老年

人可能具有血压波动大、夜间高血压、清晨高血压和体位性低血压等特点,应鼓励老年高血压患者开展家庭自测血压和动态血压监测,定期(如每年)进行双上肢及四肢血压和不同体位(立、卧位)血压测量。特别注意临睡前、清晨时间段和服药前的血压监测。

1.诊室血压测量　诊室血压测量是指由医护人员在医院环境下按照血压测量规范进行的血压测量,是目前评估血压水平以及观察降压疗效的常用方法。

2.诊室外血压测量　诊室外血压监测更适合老年高血压患者,并且能更真实地反映个体生活状态下的血压状况,预测心血管风险能力优于诊室血压。诊室外血压监测包括家庭血压监测和动态血压监测两种方法。

(1)家庭血压监测:又称为自测血压。可用于评估数日、数周、数月,甚至数年的血压控制情况和长时血压变异,有助于改善患者治疗依从性。

测量方法:①使用经过国际标准方案认证合格的上臂式家用自动电子血压计,不推荐腕式血压计和手指血压计,不推荐使用水银柱血压计进行家庭血压监测。电子血压计使用期间应定期校准,每年至少1次。②家庭血压值一般低于诊室血压值,高血压的诊断标准为≥135/85 mmHg(对应于诊室血压的140/90 mmHg)。③监测频率,初始治疗阶段、血压不稳定者或是调整药物治疗方案时建议每天早晨和晚上测量血压(每次测2~3遍,取平均值),连续测量7天,取后6天血压计算平均值。血压控制平稳者,可每周只测1天血压;长期药物治疗患者,建议监测服用前的血压状态,以评估药物疗效。④最好能详细记录每次测量血压的日期、时间以及所有血压读数,而不是只记录平均值,以便医生指导和评价血压监测和控制效果。⑤精神高度焦虑患者,不建议开展家庭血压监测。

(2)动态血压监测:使用自动血压测量仪器,连续测量个体日常工作和生活状态下的血压水平与血压波动状态。特别是监测夜间睡眠期间的血压,可以全面和准确地评估个体血压水平和波动状态,鉴别白大衣高血压和检出隐匿性高血压、诊断单纯性夜间高血压。老年人全天血压波动大,非杓型血压的发生率可高达69%。

测量方法如下:①使用经过国际标准方案认证合格的动态血压监测仪,并定期校准。②通常白天每20分钟测量1次,晚上睡眠期间每30分钟测量1次。应确保整个24小时期间血压有效监测,每个小时至少有1个血压读数;有效血压读数应达到总监测次数的70%以上。③动态血压监测指标包括24小时、白天(清醒活动)、夜间(睡眠状态)SBP和DBP平均值。高血压诊断标准为:24小时≥130/80 mmHg;白天≥135/85 mmHg;夜间≥120/70 mmHg。根据动态血压监测数值,还可以获得一些衍生指标,例如:夜间血压下降幅度、清晨血压水平、24小时血压变异、血压负荷、晨峰现象、动态动脉硬化指数(ambulatory arterial stiffness index,AASI)等。

二、病史、体格检查和实验室检查

对于初诊的老年高血压患者,应全面了解症状和病史,包括①病程:患高血压时间、最高血压、降压治疗情况、依从性;②既往史:有无冠心病、心力衰竭、脑血管病、肾脏疾病、外周血管疾病、糖尿病、血脂异常、高尿酸血症、睡眠呼吸暂停综合征、甲状腺功能异常和类风湿关节炎等疾病及治疗情况;③家族史:有无高血压、冠心病、脑卒中、肾脏疾病、糖尿病和血脂异常家族史;④有无提示继发性高血压的临床表现;⑤正在服用的药物以及曾经发生过的药物不良反应;⑥生活方式:膳食脂肪、盐、酒、咖啡摄入量、吸烟时间和支数及体质量变化;⑦心理社会因素:包括家庭情况、生活环境及有无精神创伤史。

仔细的体格检查有助于发现继发性高血压线索和靶器官损害情况:①测量体质量指数、腰围及臀围;②观察有无特殊面容、向心性肥胖、皮肤紫纹、多毛和甲状腺功能亢进性突眼征等;③触诊甲状腺、有无肾脏增大(多囊肾)或肿块;④听诊颈动脉、胸主动脉、腹部动脉和股动脉有无杂音;⑤全面的心肺查体;⑥检查四肢血压(至少需要检测双上臂血压)、动脉搏动和神经系统体征;⑦眼底镜检查视网膜有无异常。

除血生化(包括空腹血糖、血脂、血尿酸、肝肾功能及电解质,特别是血钾)、血常规、尿液分析和心电图等基本检查外,推荐对老年高血压患者监测空腹和餐后 2 小时血糖、糖化血红蛋白、尿微量白蛋白测定、24 小时尿蛋白定量(用于尿常规检查蛋白阳性者)、24 小时动态血压监测、超声心动图等,有条件可进一步检测颈动脉超声、胸片、眼底检查、脉搏波传导速度、踝-臂血压指数等,并对老年人进行衰弱评估。随年龄增长,左室壁厚度增加,超声心动图有助于鉴别老年人生理性的与增龄相关的左室壁增厚与高血压所致的靶器官损害。对于怀疑继发高血压者,应进行相应的辅助检查。

三、高血压危险分层

尽管血压水平是影响心血管事件发生和预后的重要因素,但并非是唯一因素。因此,需要全面、整体地评估老年高血压患者的心血管危险。

1. **危险因素评估** 包括血压水平(1~3 级)、吸烟或被动吸烟、血脂异常(总胆固醇≥5.2 mmol/L 或低密度脂蛋白胆固醇≥3.4 mmol/L 或高密度脂蛋白胆固醇＜1.0 mmol/L)、糖耐量受损(餐后 2 h 血糖 7.8~11.0 mmol/L)和(或)空腹血糖异常(6.1~6.9 mmol/L)、腹型肥胖(腰围:男性≥90 cm,女性≥85 cm)或肥胖(体质量指数≥28 kg/m²)、早发心血管病家族史(一级亲属发病年龄＜50 岁)等,其中高血压是目前最重要的心血管危险因素;且高钠、低钾膳食,超重和肥胖,饮酒,精神紧张以及缺乏体力活动等也是高血压发病的重要危险因素。还需强调,老年本身就是心血管病和高血压的危险因素。

无论是初诊还是正在治疗随访期间的高血压患者,均应进行危险因素的定期评估。

2. **靶器官损害筛查** 采用相对简便、花费较少、易于推广的检查手段,在高血压患者中检出无症状性亚临床靶器官损害是高血压诊断评估的重要内容。包括左心室肥厚(室间隔或左室后壁厚度≥11 mm 或左心室质量指数男性≥115 g/m²,女性≥95 g/m²),颈动脉内膜中层厚度增厚(≥0.9 mm)或斑块,颈动脉-股动脉脉搏波传导速度≥12 m/s,踝/臂指数＜0.9,估算肾小球滤过率(estimated glomerular filtration rate,eGFR)降低[30~59 mL/(min · 1.73 m²)]或血清肌酐轻度升高(男性 115~133 μmol/L,女性 107~124 μmol/L),微量白蛋白尿(30~300 mg/24 h 或白蛋白/肌酐比值 30~300 mg/g)。一个患者可以存在多个靶器官损害。

3. **伴发的相关临床疾病** 这些伴发疾病包括:心脏疾病(心肌梗死、心绞痛、冠脉血运重建、充血性心力衰竭)、脑血管疾病(缺血性卒中、脑出血、短暂性脑缺血发作)、糖尿病、肾脏疾病(糖尿病肾病、肾功能受损)以及外周血管疾病。

4. **危险分层** 对老年高血压患者进行评估整体危险度,有助于确定降压治疗时机、优化治疗方案以及心血管风险综合管理。因老年人本身即是一种危险因素,故老年高血压患者至少属于心血管病的中危人群(见表 2-5)。

表 2-5　老年高血压患者的危险分层

其他危险因素和病史	血压水平		
	1 级	2 级	3 级
1～2 个危险因素	中危	中危	很高危
≥3 个危险因素或靶器官损害或糖尿病	高危	高危	很高危
并存临床情况	很高危	很高危	很高危

四、衰弱评估和认知功能保存

1. 老年高血压的衰弱评估　衰弱是衰老的表现之一,随年龄增长其发生率显著升高。有研究发现,衰弱是影响高龄老年人降压治疗获益的重要因素之一。尽管 HYVET 亚组分析与 SPRINT 研究均表明衰弱老年人也可从强化降压治疗中获益,但由于入选研究对象相对健康和评估方法不统一,衰弱对老年高血压预后的影响及衰弱老年人的血压控制目标尚需要进一步研究(见表 2-6)。

表 2-6　对老年高血压衰弱评估的推荐

推荐	推荐类别	证据水平
对于高龄高血压患者,推荐制订降压治疗方案前进行衰弱的评估,特别是近 1 年内非刻意节食情况下体质量下降＞5％或有跌倒风险的高龄老年高血压患者	I 类	B 级

衰弱筛查推荐采用国际老年营养和保健学会提出的 FRAIL 量表或步速测定。如有条件可进一步采用经典的 Fried 衰弱综合征标准进行评估(见表 2-7、表 2-8)。

表 2-7　FRAIL 量表

序号	条目	询问方式
1	疲乏	过去 4 周内大部分时间或者所有时间感到疲乏
2	阻力增加/耐力减退	在不用任何辅助工具以及不用他人帮助的情况下,中途不休息爬 1 层楼梯有困难
3	自由活动下降	在不用任何辅助工具以及不用他人帮助的情况下,走完 1 个街区(100 m)较困难
4	疾病情况	医生曾经告诉你存在≥5 种疾病,如高血压、糖尿病、急性心脏疾病发作、卒中、恶性肿瘤(微小皮肤癌除外)、充血性心力衰竭、哮喘、关节炎、慢性肺病、肾脏疾病、心绞痛等
5	体质量下降	1 年或更短时间内出现体质量下降≥5％

具备以上 5 条中≥3 条被诊断为衰弱;＜3 条为衰弱前期;0 条为无衰弱

表 2-8　Fried 衰弱评估

序号	检测项目	男性	女性
1	体质量下降	过去 1 年中,意外出现体质量下降＞10 磅(4.5 kg)或＞5％	
2	行走时间(4.57 m)	身高≤173 cm:≥7 s 身高＞173 cm:≥6 s	身高≤159 cm:≥7 s 身高＞159 cm:≥6 s
3	握力	BMI≤24.0 kg/m²:≤29 kg BMI 24.1～26.0 kg/m²:≤30 kg BMI 26.1～28.0 kg/m²:≤30 kg BMI＞28.0 kg/m²:≤32 kg	BMI≤23.0 kg/m²:≤17 kg BMI 23.1～26.0 kg/m²:≤17.3 kg BMI 26.1～29.0 kg/m²:≤18 kg BMI＞29.0 kg/m²:≤21 kg
4	体力活动(MLTA)	＜383 kcal/周(约散步 2.5 h)	＜270 kcal/周(约散步 2 h)

序号	检测项目	男性	女性
5	疲乏	CES-D 的任一问题得 2~3 分 您过去的 1 周以下现象发生了几天？ (1)我感觉我做每件事都需要经过努力；(2)我不能向前行走 0 分:＜1 d;1 分:1~2 d;2 分:3~4 d;3 分:＞4 d	

  BMI. 体质量指数；MLTA. 明达休闲时间活动问卷；CES-D. 流行病学调查用抑郁自评量表。具备表中 5 条中≥3 条被诊断衰弱综合征；＜3 条为衰弱前期；0 条为无衰弱健康老人

  2.老年高血压与认知障碍 降压治疗可延缓增龄相关的认知功能下降以及降低痴呆发生风险。老年人血压过高或过低均能增加认知障碍发生风险。对于老年高血压患者推荐早期筛查认知功能，结合老年生物学年龄和心血管危险分层确定合理的降压治疗方案和目标值。

第三节 鉴别诊断程序与原则

一、继发性高血压筛查人群

在临床工作中应对以下高血压患者进行继发性高血压的筛查：

1.发病年龄＜30 岁且无高血压家族史。

2.血压增高的幅度大，通常达高血压 3 级（＞180/110 mmHg）。

3.血压难以控制，需要使用三种或三种以上降压药。

4.常用的五大类降压药物效果不佳。

5.血压波动大或阵发性高血压。

6.坚持服药情况下控制良好的血压突然明显升高。

7.双上肢血压不对称。

8.体检闻及血管杂音。

9.未服用或服用小剂量利尿剂即出现明显低血钾，排除进食差、腹泻等诱因。

10.服用血管紧张素转化酶抑制剂（Angiotensin-Converting Enzyme Inhibitor，ACEI）或血管紧张素受体拮抗剂（Angiotensin Receptor Blocker，ARB）后出现肾功能的急剧恶化，血肌酐明显升高。

11.高血压伴有尿常规异常，如大量蛋白尿、多量红白细胞等。

12.急性心力衰竭或一过性肺水肿，尤其以晨起和夜间多见。

13.单侧肾萎缩。

二、常见继发性高血压筛查程序

常见继发性高血压筛查程序，如图 2-1 所示。

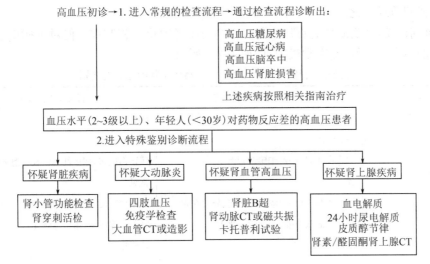

图 2-1　常见继发性高血压筛查程序

（一）肾实质性高血压

1. 概述　由各种肾实质疾病引起的高血压，统称为称肾实质性高血压，其发病率在继发性高血压中占第一位，为常见疾病。肾实质性高血压为由各种急、慢性和（或）继发性肾脏疾病所致的高血压。临床常见疾病包括：慢性肾小球肾炎（IgA 肾病常见）、急性肾炎、急进性肾炎、狼疮性肾炎、糖尿病肾病及慢性肾小管间质肾病等。与同等水平的原发性高血压相比，肾实质性高血压的眼底病变更为严重，心血管并发症更多，更易进展成恶性高血压，所以，肾实质性高血压的预后比原发性高血压差。需要特别强调的是肾实质性高血压又将反过来危害肾脏，加速肾实质疾病（尤其是慢性肾小球疾病）的进展，形成恶性循环。因此，肾实质性高血压必须积极治疗。

2. 诊断

（1）临床表现：可见原发肾脏疾病的各种表现，如眼睑及双下肢水肿、肉眼血尿、尿量改变。会出现夜尿量增多（夜尿量超过全日尿量 1/2）等肾小管浓缩功能障碍表现，并逐渐出现血肌酐升高，最终会进入慢性肾衰竭尿毒症，肾功能进展速度与原发肾脏疾病的类型及血压升高程度、控制程度等相关。肾实质性高血压患者发病年龄多为青中年，高血压病史较短或者缺如。

（2）实验室检查：实验室检查可见与原发肾脏病有关的化验异常，蛋白尿量较多、尿沉渣镜检有形成分增加（变形红细胞、管型等）、血白蛋白降低、血肌酐升高及肾小球滤过率下降、禁水尿渗透压降低等。

（3）辅助检查：眼底检查可见出血、渗出较为严重，视网膜动脉硬化病变有可能较轻。可见高血压心脏及脑等损伤表现。

（4）病理诊断：可见原发肾脏疾病的各种病理表现。肾实质性高血压肾脏病理与良性高血压肾硬化症的病理表现基本相同，主要侵犯肾小球前小动脉，引起入球小动脉玻璃样变，小叶间动脉及弓状动脉肌内膜增厚，导致动脉管腔狭窄，供血减少，肾脏缺血，进而继发肾小球基底膜皱缩、缺血性硬化、肾小管萎缩、肾间质纤维化等；达到恶性高血压程度时会引起严重小动脉病变（入球小动脉至弓状动脉管壁纤维素样坏死，小叶间动脉和弓状动脉严重肌内膜增厚，血管切面呈"洋葱皮"样外观，管腔高度狭窄乃至闭塞），并较快进展至肾小球硬化、肾小管萎缩及肾间质纤维化。

(5)鉴别诊断：肾实质性高血压应与良性高血压肾硬化症相鉴别。但对于病史不清，尤其已有肾功能不全的病例，鉴别常很困难，如表2-9所示。

表2-9　肾实质性高血压与良性高血压肾硬化症的鉴别

项目	良性高血压肾硬化症	肾实质性高血压
高血压家族史	常阳性	阴性
年龄	中、老年	青、中年
尿化验	尿蛋白小，尿中红细胞及管型少	尿蛋白较多，尿中红细胞及管型常明显
水肿	无	常见
肾功能损害	肾小管功能(如尿渗透压测定)异常在先	肾小球功能(如肌酐清除率测定)损伤在先
眼底改变	高血压眼底改变(小动脉硬化为主)	肾炎眼底改变(渗出性病变为主)
肾性贫血	出现较晚、较轻	较明显
病程进展	较慢	较快
预后	多死于高血压心、脑并发症	多死于尿毒症

(二)肾血管性高血压

1.概述

肾血管性高血压(renal vascular hypertension)是单侧或双侧肾动脉主干或分支狭窄引起的高血压。常见病因有多发性大动脉炎、肾动脉纤维肌性发育不良和动脉粥样硬化，前两者主要见于青少年，后者见于老年人。肾血管性高血压的发生是由于肾血管狭窄，导致肾脏缺血，激活肾素-血管紧张素-醛固酮系统。

2.诊断

(1)临床表现

1)恶性或顽固性高血压。

2)原来控制良好的高血压失去控制。

3)高血压并有腹部血管杂音。

4)高血压合并血管闭塞证据(冠心病、颈部血管杂音、周围血管病变)。

5)无法用其他原因解释的血清肌酐升高。

6)ACEI或ARB降压幅度非常大或诱发急性肾功能不全。

7)与左心功能不匹配的发作性肺水肿。

8)高血压并两肾大小不对称。

(2)辅助检查

1)多普勒肾动脉超声、磁共振血管造影、计算机断层血管造影可提供肾动脉狭窄的解剖诊断。

2)卡托普利肾图、分肾肾小球滤过率、分肾静脉肾素活性可提供肾动脉狭窄的功能诊断。

3)经动脉血管造影是肾动脉狭窄诊断的金标准，用于确定诊断及提供解剖细节。

(三)肾上腺高血压

1.原发性醛固酮增多症

(1)概述：原发性醛固酮增多症(Primary Aldosteronism,PA)是指一组醛固酮生成异常增多，部分是由于肾素-醛固酮系统自主分泌，不被钠负荷抑制的异常状态。常见原因是肾上腺腺瘤、单侧或双侧肾上腺增生,少见原因为肾上腺或异位腺癌和糖皮质激素可调节性醛固酮增多症(GRA)。既往认为 PA 是一种少见病,且常将低血钾作为诊断条件,现代观点认为低血钾作为诊断原发性醛固酮增多症的敏感性、特异性和诊断阳性率均很低,而常规采用肾素/醛固酮比值作为筛查标准。目前国际上普遍认为 PA 在高血压患者中约占 10%。2009 年 10 月,难治性高血压中原发性醛固酮增多症全国性调查在上海启动,结果显示,难治性高血压中原发性醛固酮增多症患病率为 15%～20%。醛固酮主要作用于肾远曲小管、集合管,增加钠的重吸收,减少排泄,降低钾的重吸收,同时增加 H^+ 的分泌。

(2)诊断

1)临床表现:高血压是原发性醛固酮增多症最早、最常见的表现,主要症状有头痛、头晕,部分患者出现严重肌无力和周期性瘫痪,各种心律失常及夜间多尿。一般不呈急性升高,随病情进展血压逐渐升高,大多数在 160/110 mmHg 以上,以舒张压升高为主,对一般降压药反应欠佳。应在 2 级及以上高血压;药物抵抗性高血压;高血压伴有持续性或利尿剂引起的低血钾;高血压伴有肾上腺瘤;早发高血压或者脑血管意外家族史(<40 岁);原发性醛固酮增多症患者患高血压的一级亲属中筛查 PA。

2)辅助检查

①血钾测定:低血钾<3.5 mmol/L(注:并非诊断必备条件,仅 9%～37%的患者有低血钾,仅 50%的腺瘤和 17%的增生患者血钾<3.5 mmol/L)。

②24 h 尿钾:当血钾<3.5 mmol/L 时 24 h 尿钾排泄>25 mmol/L,当血钾<3.0 mmol/L,24 h 尿钾排泄>20 mmol/L。

③肾上腺 B 超检查、肾上腺 CT 薄层(2～3 mm):扫描明确有无肾上腺增生或结节。

④血糖、血钙的测定:代谢性碱中毒及低钙血症、高血糖。

⑤血浆醛固酮与肾素比值(ARR):PA 患者表现为高醛固酮、低肾素,阳性者应进一步进行确诊试验(口服钠负荷试验、盐水输注试验、氟氢可的松抑制试验、卡托普利试验),必要时可行肾上腺静脉取血化验肾素、醛固酮进一步确诊。在进行上述检查时应当停用 β 受体阻断剂、利尿剂、ACEI、ARB 以及二氢吡啶类的 CCB 2～3 周,以保证 ARR 的准确性。对不能停药患者,可换服缓释的维拉帕米 240～480 mg/d。

⑥皮质醇 24 小时节律的测定:当出现节律异常时可以进行地塞米松抑制试验,以排除糖皮质激素增高的低血钾。

2.嗜铬细胞瘤

(1)概述:嗜铬细胞瘤起源于肾上腺髓质、交感神经节以及体内其他部位的嗜铬组织,肿瘤间歇或者持续释放过多的肾上腺素、去甲肾上腺素、多巴胺等儿茶酚胺,遇到某种刺激时,瘤体可释放出相当量的儿茶酚胺,患者就会突然血压升高、心律失常,遇到暴发性的打击,甚至是致命的打击。嗜铬细胞瘤是一种少见的继发性高血压原因之一,约占高血压人群的0.5%～1%,嗜铬细胞瘤以 20～40 岁青壮年患者居多,男与女之比几乎相等。嗜铬细胞瘤约90%为良性。

(2)诊断

1)临床表现:典型的发作表现为阵发性血压升高伴心动过速、头痛、出汗、面色苍白,患者可有濒死感,此时若测血压可达 200～300 mmHg。高血压可为阵发性,也可为持续性,持续性者平时常有头晕、头痛、胸闷、胸痛、心慌、视觉模糊、精神紧张、焦虑、怕热等症状,此类患者肿瘤以分泌去甲肾上腺素为主,由于血管舒缩受体敏感性下降及血容量不足容易产生低血压。有 8% 的患者完全没有临床症状,主要见于体积较大的囊性嗜铬细胞瘤,其分泌的儿茶酚胺主要在肿瘤细胞内代谢,很少释放到外周循环。嗜铬细胞瘤的临床表现多种多样,存在许多不典型的表现,如腹痛、背痛、恶心、呕吐、气促、心功能衰竭、低血压甚至猝死,对于症状不典型者,不能忽视嗜铬细胞瘤的可能。

2)辅助检查

①血或尿儿茶酚胺水平及其代谢产物:嗜铬细胞瘤定性诊断主要依靠实验室检查证实血或尿儿茶酚胺水平及其代谢产物的增高,3-甲氨基-4-羟扁桃酸(VMA)对持续高血压及阵发性高血压的发作具有重要的诊断意义,但需达正常高界 2 倍以上;

②影像学检查:先用超声检查,然后配合 CT 或者 MRI 检查,有条件者可使用核素扫描,此法是目前嗜铬细胞瘤定位诊断的方法。对于肾上腺外嗜铬细胞瘤和多发嗜铬细胞瘤,MRI 较 CT 的价值大。可疑肾上腺外嗜铬细胞瘤患者,放射性核素碘代苄胍([131] I-MIBG)是首选的检查方法,肾上腺外腹膜后多发嗜铬细胞瘤由于发生范围广泛,B 超、CT、MRI 检查难以确定肿瘤的具体数目,[131] I-MIBG 做全身扫描,可以早期发现多发的微小嗜铬细胞瘤,优于 CT。

3. Cushing 综合征

(1)概述:Cushing 综合征(Cushing syndrome)是多种病因造成肾上腺分泌过多糖皮质激素所致的临床综合征。主要临床表现有向心性肥胖、高血压、糖代谢紊乱、蛋白质代谢紊乱及骨质疏松等,其病因及发病机制包括:

1)垂体分泌促肾上腺皮质激素(ACTH)过多导致双侧肾上腺皮质增生,是最主要的类型,占 70%。其中,继发于垂体瘤或垂体-下丘脑功能紊乱者称为 Cushing 病。

2)原发性肾上腺皮质肿瘤。

3)异源性 ACTH 综合征:由于垂体-肾上腺外的肿瘤分泌类 ACTH 活性物质所致,最多见的是肺癌。

4)不依赖于 ACTH 双侧小结节增生或小结节性发育不良。

(2)诊断

1)临床表现:不同病因、不同病程表现不同,常见典型表现如下:

①多见于 20~40 岁,女性多于男性,起病缓慢。

②特殊体态:向心性肥胖、满月脸、水牛背;皮肤菲薄,紫纹多毛。

③代谢紊乱:60%~90%伴糖耐量减退,严重者出现"类固醇性糖尿病"。蛋白质处于消耗状态,肌肉萎缩,伤口不易愈合,儿童生长发育受抑制。

④高血压:75%合并血压升高,病程长者伴高血压靶器官损害。

⑤骨质疏松:以胸、腰椎及骨盆明显,可合并多处病理性骨折。

⑥其他:多毛及男性化、痤疮;性功能异常;烦躁易怒、注意力不集中、记忆力减退等精神症状;红细胞生成增多,引起多血质表现。

2)辅助检查

①血浆皮质醇增高且昼夜节律消失。

②血清 ACTH。

③血糖增高或糖耐量减低。

④低钾和碱中毒提示肾上腺癌、重症增生或异源性 ACTH 综合征。

⑤地塞米松抑制试验。

⑥促肾上腺皮质激素(ACTH)兴奋试验。

⑦促肾上腺皮质激素释放激素(CRH)兴奋试验。

⑧肾上腺检查:B 超、CT 或 MRI。

⑨蝶鞍区检查:蝶鞍区 MRI。

⑩X 射线:骨质疏松或病理性骨折。

(四)阻塞性睡眠呼吸暂停综合征

1. 概述　阻塞性睡眠呼吸暂停综合征(obstructive sleep apnea hypopnea syndrome,OSAHS)是临床常见疾病,高血压合并 OSAHS 比例较高,50%～60%的 OSAHS 合并高血压,而 30%～50%的高血压同时伴有 OSAHS,是导致和(或)加重高血压的重要机制,是继发高血压的重要类型。与 OSAHS 相关联的高血压称为 OSAHS 相关性高血压。

2. 诊断

(1)临床表现

1)多发生于肥胖、上气道解剖结构异常患者,男性明显多于女性,随年龄增长患病率明显增加。

2)OSAHS 表现:睡眠时打鼾且鼾声不规律,呼吸及睡眠结构紊乱,反复出现呼吸暂停及觉醒,或患者自觉憋气,夜尿增多,晨起头痛、口干、白天嗜睡明显,记忆力减退。

3)OSAHS 相关性高血压表现:夜间血压增高,晨起血压升高明显,血压节律紊乱,呈非杓型或反杓型,伴随呼吸暂停血压周期性升高,单纯药物治疗效果差,顽固性高血压多见。

(2)辅助检查

1)多导睡眠监测(polysomnography,PSG):是诊断 OSAHS 的标准手段。诊断标准:①临床有典型的夜间睡眠打鼾伴呼吸暂停,日间嗜睡,查体可见上呼吸道任何部位的狭窄及阻塞,AHI≥5 次/小时者;②对于日间嗜睡不明显,AHI≥10 次/小时或者 AHI≥5 次/小时,存在认知功能障碍、冠心病、脑血管疾病、糖尿病和失眠等 1 项或 1 项以上合并症者也可确诊。

2)动态血压监测:与 PSG 结合判定 OSAHS 和高血压的相关性。

(五)单基因遗传性高血压

1. 概述　单基因遗传性高血压病是单个基因突变致病,符合孟德尔遗传定律,约占高血压患者的 1%。目前比较明确的单基因遗传性高血压有:糖皮质激素可治疗性醛固酮增多症(GRA)、Liddle 综合征、拟盐皮质激素增多症(AME)、盐皮质激素受体活性突变(MR mutations)、Gordon 综合征(也称为假性低醛固酮血症Ⅱ型)、高血压伴短指畸形。大部分单基因遗传性高血压影响远端肾单位水-电解质转运和盐皮质激素的合成或功能,诱发高血压的病理机制较为相似,主要是增加远端肾单位钠、氯重吸收,容量扩张,导致血压升高。

2. 诊断　如表 2-10 所示,总结了常见的单基因遗传性高血压的诊断特征和突变基因,而高血压伴短指畸形为正常肾素型,通过检查手掌可诊断。因此建议对年龄<30 岁不明原因的高血压患者常规检测血肾素活性、血醛固酮、血钾、尿钾及尿醛固酮。

表 2-10　低肾素型单基因高血压病的诊断特征和突变基因

单基因高血压病	发病年龄	诊断标准			遗传	突变基因
糖皮质激素可治疗性醛固酮增多症	20～30 岁	PRA↓	ALD↑	K⁺↓	AD	CYP11B2 和 CYP11B1 的嵌合基因
Liddle 综合征	<30 岁	PRA↓	ALD↓	K⁺↓	AD	SCNN1B,SCNN1G 基因（ENaC 的 β 和 γ 亚基）
类盐皮质激素增多症	儿童	PRA↓	ALD↓	K⁺↓	AR	11β 羟类固醇脱氢酶基因（11βHSD2）
盐皮质激素受体活性突变	<20 或 30 岁,妊娠期高血压加重	PRA↓	ALD↓	K⁺↓	AD	盐皮质激素受体基因 MR S810L
Gordon'综合征	<20 或 30 岁	PRA↓	ALD↓/——	K⁺↑	AD	WNK1,WNK4
先天性肾上腺皮质激素增生症所致的 DOC 增多症	儿童或青春期	PRA↓	ALD↓/——	K⁺↓/——	AR	CYP11B1 CYP17

PRA. 血浆肾素活性；ALD. 血浆醛固酮水平；AD. 常染色体显性遗传；AR. 常染色体隐性遗传

第四节　治疗

一、概述

1. 降压治疗的目的　延缓高血压所致心血管疾病进程,最大限度降低心血管疾病发病率和死亡率,改善生活质量,延长寿命。老年高血压降压治疗应强调收缩压达标,在能耐受的前提下,逐步使血压达标。在启动降压治疗后,需注意监测血压变化,避免降压过快带来的不良反应。

2. 综合干预危险因素　在追求降压达标的同时,针对所有可逆性心血管危险因素(如吸烟、血脂异常或肥胖、血糖代谢异常或尿酸升高等)干预处理,并同时关注和治疗相关靶器官损害及临床疾病。大多数患者需长期甚至终生坚持治疗。

3. 推荐起始药物治疗的血压值和降压目标值　老年高血压患者心血管风险较高,更能从严格的血压管理中获益(见表 2-11)。

表 2-11　推荐起始药物治疗的血压值和降压目标值

推荐	推荐类别	证据水平
年龄≥65 岁,血压≥140/90 mmHg,在生活方式干预的同时启动降压药物治疗,将血压降至 <140/90 mmHg	Ⅰ类	A 级
年龄≥80 岁,血压≥150/90 mmHg,即启动降压药物治疗,首先应将血压降至<150/90 mm-Hg,若耐受性良好,则进一步将血压降至<140/90 mmHg	Ⅱa 类	B 级
经评估确定为衰弱的高龄高血压患者,血压≥160/90 mmHg,应考虑启动降压药物治疗,收缩压控制目标为<150 mmHg,但尽量不低于 130 mmHg	Ⅱa 类	C 级
如果患者对降压治疗耐受性良好,不应停止降压治疗	Ⅲ类	A 级

1 mmHg＝0.133 kPa

二、非药物治疗

非药物治疗是降压治疗的基本措施,无论是否选择药物治疗,都要保持良好的生活方式,主要包括:健康饮食、规律运动、戒烟限酒、保持理想体质量、改善睡眠和注意保暖。

1.健康饮食　减少钠盐摄入,增加富钾食物摄入,有助于降低血压。WHO建议每日摄盐量应<6 g,老年高血压患者应适度限盐。鼓励老年人摄入多种新鲜蔬菜、水果、鱼类、豆制品、粗粮、脱脂奶及其他富含钾、钙、膳食纤维、多不饱和脂肪酸的食物。

2.规律运动　老年高血压及高血压前期患者进行合理的有氧锻炼可有效降低血压。建议老年人进行适当的规律运动,每周不少于5天、每天不低于30分钟的有氧体育锻炼,如步行、慢跑和游泳等。不推荐老年人剧烈运动。

3.戒烟限酒　戒烟可降低心血管疾病和肺部疾患风险。老年人应限制酒精摄入,男性每日饮用酒精量应<25 g,女性每日饮用酒精量应<15 g。白酒、葡萄酒(或米酒)或啤酒饮用量应分别少于50mL、100mL、300 mL。

4.保持理想体质量　超重或肥胖的老年高血压患者可适当控制能量摄入和增加体力活动。维持理想体质量(体质量指数20.0～23.9 kg/m²)、纠正腹型肥胖(男性腹围≥90 cm,女性腹围≥85 cm)有利于控制血压,减少心血管病发病风险,但老年人应注意避免过快、过度减重。

5.改善睡眠　睡眠的时程、质量与血压的升高和心血管疾病发生风险有关。保证充足睡眠并改善睡眠质量对提高生活质量、控制血压和减少心脑血管疾病并发症有重要意义。

6.注意保暖　血压往往随着季节的变化而变化。老年人对寒冷的适应能力和对血压的调控能力差,常出现季节性血压波动现象。应保持室内温暖,经常通风换气;骤冷和大风低温时减少外出;适量增添衣物,避免血压大幅波动。

三、药物治疗

1.老年人降压药物应用的基本原则　老年高血压患者药物治疗应遵循以下几项原则:①小剂量:初始治疗时通常采用较小的有效治疗剂量,并根据需要,逐步增加剂量;②长效:尽可能使用1次/d、24 h持续降压作用的长效药物,有效控制夜间和清晨血压;③联合:若单药治疗疗效不满意,可采用两种或多种低剂量降压药物联合治疗以增加降压效果,单片复方制剂有助于提高患者的依从性;④适度:大多数老年患者需要联合降压治疗,包括起始阶段,但不推荐衰弱老年人和≥80岁高龄老年人初始联合治疗;⑤个体化:根据患者具体情况、耐受性、个人意愿和经济承受能力,选择适合患者的降压药物。

2.常用降压药物的种类和作用特点　常用降压药物包括:钙通道阻滞剂(calcium channel blocker,CCB)、血管紧张素转换酶抑制剂(angiotensin converting enzyme inhibitor,ACEI)、血管紧张素受体阻滞剂(angiotensin receptor blocker,ARB)、利尿剂、β受体阻滞剂。其他种类降压药有时亦可应用于某些特定人群(见表2-12)。

表2-12　常用的各种降压药

分类	药物	每日剂量(mg/d)	每日服药次数	注意事项
噻嗪类利尿剂	氢氯噻嗪	6.25～25.00	1	监测钠、钾、尿酸和钙浓度
	吲哒帕胺	0.625～2.50	1	有痛风病史者慎用,除非已接受降尿酸治疗
袢利尿剂	布美他尼	0.5～4.0	2	合并症状性心力衰竭优选袢利尿剂
	呋塞米	20～80	1～2	CKD 3～4期患者优选袢利尿剂
	托拉塞米	5～10	1	

（续表）

分类	药物	每日剂量(mg/d)	每日服药次数	注意事项
保钾利尿剂	阿米洛利	5～10	1～2	单用降压效果不明显
	氨苯蝶啶	25～100	1～2	CKD 5 期患者避免应用
醛固酮受体拮抗剂	依普利酮	50～100	1～2	螺内酯较依普利酮增加男性乳腺增生和ED风险
	螺内酯	20～60	1～3	血钾升高，避免联合应用补钾、保钾药 CKD 3～4 期患者避免应用
CCB(二氢吡啶)	苯磺酸氨氯地平	2.5～10.0	1	无绝对禁忌证
	马来酸左旋氨氯地平	1.25～5.00	1	剂量相关的踝部水肿、颜面潮红、便秘，女性多见于男性
	苯磺酸左旋氨氯地平	1.25～5.00	1	左旋氨氯地平踝部水肿等副作用相对少
	非洛地平	2.5～10.0	1	
	乐卡地平	10～20	1	
	硝苯地平缓释	10～80	2	
	硝苯地平控释	30～60	1	
	西尼地平	5～10	1	
	拉西地平	4～8	1	
	贝尼地平	4～8	1	
CCB(非二氢吡啶)	地尔硫䓬	90～180	2～3	避免与β受体阻滞剂常规合用，会增加心动过缓和传导阻滞
	地尔硫䓬缓释	90～360	1～2	不用于收缩性心力衰竭
	维拉帕米缓释	120～240	1～2	
ACEI	贝那普利	5～40	1～2	ACEI 不宜与 ARB 合用
	卡托普利	25～300	2～3	合并 CKD 患者或使用补钾或保钾药物者增加高钾血症风险
	依那普利	2.5～40.0	1～2	严重双侧肾动脉狭窄患者增加急性肾衰风险
	福辛普利	10～40	1	服用 ACEI 发生血管性水肿病史的患者禁用
	赖诺普利	2.5～40.0	1	血肌酐水平＞3 mg/dL 者禁用
	咪哒普利	2.5～10.0	1	
	培哚普利	4～8	1	
	雷米普利	1.25～20.00	1	
ARB	坎地沙坦	4～32	1	适应证与禁忌证同 ACEI
	厄贝沙坦	150～300	1	ACEI 不宜与 ARB 合用
	氯沙坦	25～100	1	因干咳而不能耐受 ACEI 者可换用 ARB
	奥美沙坦	20～40	1	
	替米沙坦	20～80	1	
	缬沙坦	80～160	1	
	阿利沙坦	240	1	

（续表）

分类	药物	每日剂量(mg/d)	每日服药次数	注意事项
β受体阻滞剂-心脏选择性	阿替洛尔	12.5～50.0	1～2	有呼吸道痉挛性疾病患者禁用,必须应用时应选高选β₁受体阻滞剂
	比索洛尔	2.5～10.0	1	避免突然停药
	酒石酸美托洛尔	25～100	2	
	琥珀酸美托洛尔	23.75～190.00	1	
β受体阻滞剂-α+β	卡维地络	12.5～50.0	2	有呼吸道痉挛性疾病患者禁用,必须应用时应选高选β₁受体阻滞剂
	阿罗洛尔	10～20	1～2	避免突然停药
	拉贝洛尔	200～600	2	
α₁受体阻滞剂	多沙唑嗪	1～16	1	可引起体位性低血压,尤其是老年人更易发生
	哌唑嗪	1～10	2～3	伴良性前列腺增生患者可作为二线用药
	特拉唑嗪	1～20	1～2	
中枢性降压药	可乐定	0.1～0.8	2～3	避免突然停药引起高血压危象
	甲基多巴	250～1000	2～3	
	利血平	0.05～0.25	1	
直接血管扩张药	肼屈嗪	25～100	2	大量可引起多毛症和狼疮综合征

CCB. 钙通道阻滞剂；ACEI. 血管紧张素转换酶抑制剂；ARB. 血管紧张素受体阻滞剂；CKD. 慢性肾脏病

CCB、ACEI、ARB、利尿剂及单片固定复方制剂,均可作为老年高血压降压治疗的初始用药或长期维持用药。根据患者的危险因素、亚临床靶器官损害以及合并临床疾病情况,优先选择某类降压药物(见表2-13)。老年高血压降压药物的选择,如表2-14所示。

表2-13　特定情况下首选的药物

情况	药物
无症状靶器官损害	
LVH	ACEI、CCB、ARB
无症状动脉粥样硬化	ACEI、CCB、ARB
微量白蛋白尿	ACEI、ARB
轻度肾功能不全	ACEI、ARB
临床心血管事件	
既往心肌梗死	βB、ACEI、ARB
心绞痛	βB、CCB
心力衰竭	利尿剂、βB、ACEI、ARB、醛固酮受体拮抗剂
主动脉瘤	βB
房颤,预防	ACEI、ARB、βB、醛固酮拮抗剂
房颤,心室率控制	βB、非二氢吡啶类CCB
外周动脉疾病	ACEI、CCB、ARB
其他	
单纯收缩期高血压(老年人)	利尿剂、CCB
代谢综合征	ACEI、ARB、CCB
糖尿病	ACEI、ARB

LVH. 左心室肥厚；ACEI. 血管紧张素转换酶抑制剂；CCB. 钙通道阻滞剂；ARB. 血管紧张素受体阻滞剂；βB. β受体阻滞剂

表 2-14　老年高血压降压药物的选择

推荐	推荐类别	证据水平
噻嗪类/样利尿剂、CCB、ACEI 和 ARB 进行降压的起始和维持治疗	I 类	A 级
对于大多数高于靶目标值 20 mmHg 以上的老年患者,起始治疗可采用两药联合	I 类	A 级
如果两种药物联合治疗血压仍不能达标,推荐采用噻嗪类/袢利尿剂、CCB、ACEI 或 ARB 三种药物联合治疗,或使用单片复方制剂	I 类	A 级
≥80 岁的高龄患者和衰弱的老年患者,推荐初始降压采用小剂量单药治疗	I 类	A 级
不推荐两种 RAS 抑制剂联合	III 类	A 级

CCB. 钙通道阻滞剂;ACEI. 血管紧张素转换酶抑制剂;ARB. 血管紧张素受体阻滞剂;RAS. 肾素-血管紧张素系统。1 mmHg=0.133 kPa

(1)利尿剂:主要是噻嗪类利尿剂,属于中效利尿剂。根据分子结构又可分为噻嗪型(如氢氯噻嗪)和噻嗪样利尿剂(如吲达帕胺)。保钾利尿剂属于弱效利尿剂,分为两类:一类为醛固酮受体拮抗剂,代表药物包括螺内酯和依普利酮。另一类作用不依赖醛固酮,代表药物包括氨苯蝶啶和阿米洛利。利尿剂尤其适合老年高血压、难治性高血压、心力衰竭合并高血压和盐敏感性高血压等患者。利尿剂单药治疗推荐使用小剂量,以避免不良反应发生。

我国独立完成的脑卒中后降压治疗研究(PATS)是国际上第一个较大规模的安慰剂对照的脑卒中后二级预防降压治疗临床实验,结果表明,吲达帕胺(2.5 mg/d)治疗组与安慰剂组相比,血压降低了 5/2 mmHg,脑卒中的发生率降低了 29%。我国参与的高龄老年高血压治疗研究(HYVET)结果显示,收缩压>160 mmHg 的高龄老年(≥80 岁)高血压患者采用缓释吲哒帕胺 1.5 mg/d 将收缩压降低到 150 mmHg,与安慰剂相比,脑卒中及全因死亡的风险分别减少 34% 和 28%。

(2)CCB:根据血管和心脏的亲和力及作用比将其分为二氢吡啶类 CCB 与非二氢吡啶类 CCB。不同制剂的二氢吡啶类 CCB 作用持续时间、血管选择性及药代动力学不同,其降压效果和不良反应存在一定差异。

中国老年收缩期降压治疗临床试验(Syst-China)以及上海老年高血压硝苯地平试验等临床试验(STONE)证实,以尼群地平、硝苯地平等 CCB 为基础的降压治疗方案可显著降低我国高血压患者脑卒中的发生率与死亡率。国际硝苯地平控释片抗高血压干预研究(IN-SIGHT)证实硝苯地平控释片能够显著降低患者心脑血管事件风险。非洛地平降低并发症研究(FEVER)显示,氢氯噻嗪加非洛地平与单用氢氯噻嗪相比,血压进一步降低了 4/2 mmHg,致死与非致死性脑卒中降低 27%。FEVER 试验事后分析发现,治疗后平均血压水平<120/70 mmHg 时,脑卒中,心脏事件和总死亡危险最低。国家"十二五"项目 LEADER 研究显示,马来酸左旋氨氯地平可有效降低我国高血压患者的心脑血管复合终点事件,下肢水肿等不良反应较氨氯地平发生率低。

(3)ACEI:各类 ACEI 制剂的作用机制大致相同。ACEI 具有良好的靶器官保护和心血管终点事件预防作用,尤其适用于伴慢性心力衰竭以及有心肌梗死病史的老年高血压患者。ACEI 对糖脂代谢无不良影响,可有效减少尿白蛋白排泄量,延缓肾脏病变进展,适用于合并糖尿病肾病、代谢综合征、慢性肾脏病(chronic kidney disease,CKD)、蛋白尿或微量白蛋白尿的老年高血压患者。

我国参与的国际合作脑卒中后降压治疗预防再发研究(PROGRESS),入选了整个试验6105 例患者中 1/4 病例,结果表明,培哚普利加吲达帕胺或单药治疗总体降低脑卒中再发危险 28%,培哚普利加吲达帕胺联合治疗的降压效果优于单用培哚普利。亚组分析的结果显示,中国与日本等亚洲研究对象脑卒中风险下降的幅度更大。我国对所入选的 1520 例患者进一步进行了随访观察,平均 6 年随访的数据证实,降压治疗显著降低脑卒中再发危险,总死亡以及心肌梗死的危险也呈下降趋势。我国参与的降压降糖治疗 2 型糖尿病预防血管事件的研究(ADVANCE),入选了 30% 的研究对象,研究结果显示,在糖尿病患者中采用低剂量培哚普利/吲达帕胺复方制剂进行降压治疗,与常规降压治疗相比,可降低大血管和微血管联合终点事件达 9%。

(4)ARB:高血压伴心血管事件高风险患者,ARB 可以降低心血管死亡、心肌梗死、卒中或者因心力衰竭住院等复合终点事件发生风险。ARB 可降低糖尿病或肾病患者的蛋白尿及微量白蛋白尿,尤其适用于伴左室肥厚、心力衰竭、糖尿病肾病、代谢综合征、微量白蛋白尿或蛋白尿患者以及不能耐受 ACEI 的患者。

(5)β 受体阻滞剂:β 受体阻滞剂适用于伴快速性心律失常、心绞痛、慢性心力衰竭的老年高血压患者。在与其他降压药物的比较研究中,对于降低卒中事件发生率,β 受体阻滞剂并未显示出优势。因此,不建议老年单纯收缩期高血压患者和卒中患者首选 β 受体阻滞剂,除非有 β 受体阻滞剂使用强适应证,如合并冠心病或心力衰竭。

3.降压药物的联合应用　单药治疗血压未达标的老年高血压患者,可选择联合应用 2 种降压药物。初始联合治疗可采用低剂量联用方案,若血压控制不佳,可逐渐调整至标准剂量。联合用药时,药物的降压作用机制应具有互补性,并可互相抵消或减轻药物不良反应。如ACEI 或 ARB 联合小剂量噻嗪类利尿剂。应避免联合应用作用机制相似的降压药物,如ACEI 联合 ARB。但噻嗪类利尿剂或袢利尿剂和保钾利尿剂在特定情况下(如高血压合并心力衰竭)可以联合应用;二氢吡啶类 CCB 和非二氢吡啶类 CCB 亦如此。

若需三药联合时,二氢吡啶类 CCB＋ACEI(或 ARB)＋噻嗪类利尿剂组成的联合方案最为常用。对于难治性高血压患者,可在上述三药联合基础上加用第 4 种药物,如醛固酮受体拮抗剂、β 受体阻滞剂或者 α 受体阻滞剂。

单片复方制剂通常由不同作用机制的降压药组成。与自由联合降压治疗相比,其优点是使用方便,可增加老年患者的治疗依从性。目前我国上市的新型固定配比复方制剂主要包括:ACEI＋噻嗪类利尿剂、ARB＋噻嗪类利尿剂、二氢吡啶类 CCB＋ARB、二氢吡啶类 CCB＋β 受体阻滞剂、噻嗪类利尿剂＋保钾利尿剂等。我国传统的单片复方制剂,如长效的复方利血平氨苯蝶啶片(降压 0 号),以氢氯噻嗪、氨苯蝶啶、硫酸双肼屈嗪、利血平为主要成分;因价格经济并能安全有效降压,符合老年人降压药物应用的基本原则,且与 ACEI 或 ARB、CCB等降压药物具有良好的协同作用,可作为高血压患者降压治疗的一种选择。

4.降压治疗后的随访　适当的随访和监测可以评估治疗依从性和治疗反应,有助于血压达标,并发现不良反应和靶器官损害。启动新药或调药治疗后,需要每月随访评价依从性和治疗反应,直到降压达标。随访内容包括血压值达标情况、是否发生过体位性低血压、是否有药物不良反应、治疗的依从性、生活方式改变情况、是否需要调整降压药物剂量,实验室检查包括电解质、肾功能情况和其他靶器官损害情况。启动降压药物治疗后,家庭测量血压的应用,团队照顾以及恰当的远程医疗均有助于改善老年患者的血压达标率。

第五节　特定老年人群的降压治疗

一、高龄老年高血压

高血压患者年龄≥80岁,称为高龄老年高血压。此类患者的降压治疗以维持老年人器官功能、提高生活质量和降低总死亡率为目标,采取分层次、分阶段的治疗方案。降压药物的选择应遵循:①小剂量单药作为初始治疗;②选择平稳、有效、安全、不良反应少、服药简单、依从性好的降压药物,如利尿剂、长效CCB、ACEI或ARB;③若单药治疗血压不达标,推荐低剂量联合用药;④应警惕多重用药带来的风险和药物不良反应;⑤治疗过程中,应密切监测血压(包括立位血压)并评估耐受性,若出现低灌注症状,应考虑降低治疗强度的原则。

高龄老年高血压患者采用分阶段降压,血压≥150/90 mmHg,即启动降压药物治疗,首先将血压降至<150/90 mmHg,若能耐受,收缩压可进一步降至140 mmHg以下。

二、高血压合并脑血管病

老年高血压合并脑血管病的降压治疗推荐,如表2-15所示。

表2-15　老年高血压合并脑血管病的降压治疗推荐

推荐	推荐类别	证据水平
对于急性脑出血的患者,应将收缩压控制在<180 mmHg	Ⅱa类	B级
急性缺血性卒中的患者,应将收缩压控制在<200 mmHg	Ⅱa类	C级
既往长期接受降压药物治疗的急性缺血性脑卒中或短暂性脑缺血发作患者,为预防卒中复发和其他血管事件,推荐发病后数日恢复降压治疗	Ⅰ类	A级
既往缺血性卒中或短暂性脑缺血发作患者,应根据患者具体情况确定降压目标。一般认为应将血压控制在140/90 mmHg以下	Ⅱa类	B级
既往缺血性卒中高龄患者血压应控制在150/90 mmHg以下	Ⅱa类	C级

1 mmHg=0.133 kPa

三、高血压合并CKD

老年CKD患者高血压患病率随年龄增长而逐渐增加,而血压控制率却逐渐下降。积极控制血压是有效减少老年CKD患者发生心血管事件和死亡的重要手段之一。老年CKD分期同普通人群:CKD 1期:GFR≥90 mL/(min·1.73 m²);CKD 2期:60≤GFR<90 mL/(min·1.73 m²);CKD 3期:30≤GFR<60 mL/(min·1.73 m²);CKD 4期:15≤GFR<30 mL/(min·1.73 m²);CKD 5期:GFR<15 mL/(min·1.73 m²)。

高血压合并慢性肾脏病的降压治疗推荐,如表2-16所示。

老年高血压合并慢性肾脏病患者的降压药物推荐,如表2-17所示。

表 2-16　高血压合并慢性肾脏病的降压治疗推荐

推荐	推荐类别	证据水平
对于老年 CKD 患者,推荐血压降至＜140/90 mmHg	Ⅰ类	A 级
对于尿白蛋白 30～300 mg/d 或更高者,推荐血压降至＜130/80 mmHg	Ⅰ类	C 级
血液透析患者透析前收缩压应＜160 mmHg;老年腹膜透析患者血压控制目标可放宽至＜150/90 mmHg	Ⅱa类	C 级

CKD. 慢性肾脏病。1 mmHg＝0.133 kPa

表 2-17　老年高血压合并慢性肾脏病患者的降压药物推荐

推荐	推荐类别	证据水平
CKD 患者首选 ACEI 或 ARB,尤其对合并蛋白尿患者	Ⅰ类	A 级
应用 ACEI 或 ARB,可以从小剂量开始,对于高血压合并糖尿病肾病者,用至可耐受最大剂量	Ⅱb类	C 级
CKD 3～4 期的患者使用 ACEI 或 ARB 时,初始剂量可减半,严密监测血钾和血肌酐水平以及 eGFR,并及时调整药物剂量和剂型	Ⅱa类	C 级
不推荐 ACEI/ARB 合用	Ⅲ类	A 级
对于有明显肾功能异常及盐敏感性高血压患者,推荐应用 CCB	Ⅰ类	C 级
容量负荷过重的 CKD 患者,CKD 4～5 期患者推荐应用袢利尿剂(如呋塞米)	Ⅰ类	C 级
α/β 受体阻滞剂可以考虑用于难治性高血压患者的联合降压治疗	Ⅱb类	C 级

CKD. 慢性肾脏病;ACEI. 血管紧张素转换酶抑制剂;ARB. 血管紧张素受体阻滞剂;CCB. 钙通道阻滞剂

四、难治性高血压的处理

老年高血压患者在改善生活方式的基础上,合理并足量应用 3 种不同机制的降压药物(包括 1 种利尿剂)治疗＞1 个月血压仍未达标(＜140/90 mmHg)或至少需要 4 种不同机制的降压药物才能使血压达标,称为老年难治性高血压(resistant hypertension,RH)。

诊断老年难治性高血压,首先应排除假性 RH,包括:血压测量方法不正确、治疗依从性差(患者未坚持服药)、白大衣高血压和假性高血压等。

对于符合难治性高血压诊断标准的患者,应寻找血压控制不佳的原因,包括:①不良生活方式,如肥胖、过量饮酒和高盐饮食等;②应用拮抗降压的药物,如非甾体类抗炎药、类固醇激素、促红细胞生成素、麻黄素、甘草和抗抑郁药等;③高血压药物治疗不充分,如用量不足、未使用利尿剂或联合治疗方案不合理;④其他,如失眠、前列腺肥大(夜尿次数多影响睡眠)、慢性疼痛和长期焦虑等影响血压的因素和继发性高血压等。

老年难治性高血压的治疗推荐,如表 2-18 所示。

表 2-18　老年难治性高血压的治疗推荐

推荐	推荐类别	证据水平
纠正影响血压控制的因素,积极改善生活方式,提高治疗依从性	Ⅰ类	B 级
血压不达标者应考虑加用醛固酮受体拮抗剂	Ⅱa类	B 级
静息心率快,合并冠心病和心力衰竭患者推荐应用 β 阻滞剂	Ⅰ类	A 级
老年男性患者合并前列腺增生应考虑选择 α₁ 受体阻滞剂	Ⅱa类	B 级
对于老年难治性高血压患者,可以考虑加用直接血管扩张剂(如肼苯哒嗪、米诺地尔)或中枢性降压药(如可乐定、α-甲基多巴)	Ⅱb类	B 级

非药物治疗方法,如经皮导管射频消融去肾交感神经术(renal denervation,RDN)和颈动脉窦压力感受器电刺激治疗,在老年人群中的有效性和安全性尚不明确。

五、高血压急症与亚急症

高血压急症是指原发性或继发性高血压患者,在某些诱因作用下,血压突然和显著升高(一般>180/120 mmHg),同时伴有急性进行性心、脑、肾等重要靶器官功能不全的表现。老年高血压急症主要包括高血压脑病、颅内出血(脑出血和蛛网膜下腔出血)、脑梗死、急性心力衰竭、急性冠脉综合征、主动脉夹层、肾脏损害、围手术期重度高血压、嗜铬细胞瘤危象等。高血压亚急症是指血压显著升高但不伴急性靶器官损害,患者可以有血压明显升高造成的症状,如头痛,胸闷,鼻出血和烦躁不安等。血压升高的程度不是区别高血压急症与高血压亚急症的标准,区别两者的唯一标准是有无新近发生的急性进行性的严重靶器官损害。

老年高血压急症降压治疗第一目标:在30~60 min内将血压降至安全水平,除特殊情况外(脑卒中,主动脉夹层),建议第1~2 h内使平均动脉压迅速下降但不超过25%。降压治疗第二目标:在达到第一目标后,应放慢降压速度,加用口服降压药,逐步减慢静脉给药速度,建议在后续的2~6 h内将血压降至160/100~110 mmHg。降压治疗第三目标:若第二目标的血压水平可耐受且临床情况稳定,在后续的24~48 h逐步使血压降至正常水平。具体降压要求、降压目标、药物选择及用法用量见表2-19。

表2-19 高血压急症的具体降压要求、降压目标、药物选择

临床情况	降压要求	降压目标	药物选择及用法用量	推荐等级	证据级别
高血压脑病	降低血压的同时需保证脑灌注,给药开始1 h内将SBP降低20%~25%,不超过50%	160~180/100~110 mmHg	乌拉地尔(10~50 mg iv,6~24 mg/h) 拉贝洛尔(20~100 mg iv,0.5~2 mg/min iv,24 h不超过300 mg) 尼卡地平[0.5~10 μg/(kg·min)iv]	Ⅰ类	C级
脑出血	当急性脑出血患者SBP≥220 mmHg,积极静脉降压同时严密监测血压;SBP≥180 mmHg,静脉降压并根据临床表现调整降压速度	SBP<180 mmHg	乌拉地尔(10~50 mg iv,6~24 mg/h) 拉贝洛尔(20~100 mg iv,0.5~2 mg/min iv,24 h不超过300 mg)	Ⅱa类	C级
蛛网膜下腔出血	防止出血加剧及血压过度下降,引起短暂性神经功能缺陷,造成迟发弥漫性脑血管致死性痉挛	SBP<150~160 mmHg	尼卡地平[0.5~10 μg/(kg·min) iv] 拉贝洛尔(20~100 mg iv,0.5~2 mg/min iv,24 h不超过300 mg) 艾司洛尔[250~500 μg/kg iv,随后50~300 μg/(kg·min)iv]	Ⅰ类	C级
脑梗死	一般不积极降压,稍高的血压有利于缺血区灌注,除非血压≥200/110 mmHg,或伴有心功能不全、主动脉夹层、高血压脑病等。如考虑紧急溶栓治疗,为防止高血压致脑出血,血压≥180/100 mmHg就应降压治疗	24 h降压应不超过25%	乌拉地尔(10~50 mg iv,6~24 mg/h) 拉贝洛尔(20~100 mg iv,0.5~2 mg/min iv,24 h不超过300 mg) 尼卡地平[0.5~10 μg/(kg·min)iv]	Ⅱa类	C级

(续表)

临床情况	降压要求	降压目标	药物选择及用法用量	推荐等级	证据级别
恶性高血压伴或不伴肾脏损害	避免血压剧烈波动,平稳降压,保证肾灌注	<140/90 mmHg	利尿剂 乌拉地尔(10～50 mg iv,6～24 mg/h) 尼卡地平[0.5～10 μg/(kg·min)iv] 拉贝洛尔(20～100 mg iv,0.5～2 mg/min iv,24 h不超过300 mg)	I类	C级
急性心力衰竭	常表现为急性肺水肿,为缓解症状和减少充血,推荐血管扩张剂联合利尿剂治疗	<140/90 mmHg	硝普钠[0.25～10 μg/(kg·min)iv] 硝酸甘油(5～100 μg/min iv) 乌拉地尔(10～50 mg iv,6～24 mg/h) 利尿剂	I类	C级
急性冠脉综合征	降低血压、减少心肌氧耗量,但不影响冠状动脉灌注压及冠状动脉血流,不能诱发反射性心动过速	<140/90 mmHg	硝酸甘油(5～100 μg/min iv) 艾司洛尔[250～500 μg/kg iv,随后50～300 μg/(kg·min)iv] 地尔硫䓬[10 mg iv,5～15 μg/(kg·min)iv] 乌拉地尔(10～50 mg iv,6～24 mg/h)	I类	C级
主动脉夹层	扩张血管、控制心室率、抑制心脏收缩,在保证器官灌注的前提下,迅速将血压降并维持在尽可能低的水平;首选静脉途径的β受体阻滞剂、非二氢吡啶类CCB,必要时可联合使用乌拉地尔、硝普钠、尼卡地平等	SBP<120 mmHg	艾司洛尔[250～500 μg/kg iv,随后50～300 μg/(kg·min)iv] 拉贝洛尔(20～100 mg iv,0.5～2 mg/min iv,24 h不超过) 300 mg 地尔硫䓬[10 mg iv,5～15 μg/(kg·min)iv] 乌拉地尔(10～50 mg iv,6～24 mg/h) 硝普钠[0.25～10 μg/(kg·min)iv] 尼卡地平[0.5～10 μg/(kg·min)iv]	I类	C级

SBP.收缩压;CCB.钙通道阻滞剂。1 mmHg=0.133 kPa。

对于老年高血压亚急症的患者,建议在稳定、缓和、长效的口服降压药物基础上,适当加用中短效口服药物,避免静脉用药。在血压监测的情况下,可在24～48小时将血压缓慢降至160/100 mmHg,2～3天后门诊调整剂量,此后可应用长效制剂控制至最终的靶目标血压。

六、老年高血压合并心房颤动

心房颤动(房颤)随着年龄增长患病率呈明显升高趋势,>65岁的人群中房颤的发生率为3%～4%。80%的房颤患者合并高血压,房颤是高血压常见的合并症。房颤明显增加高血压患者的卒中风险与心力衰竭的发生率,并增加患者的死亡率。积极控制血压是高血压合并房颤预防和治疗的关键,老年高血压患者需进一步评估血栓和出血风险并积极给予抗凝治疗,注重个体化的治疗,根据具体情况给予"节律"控制或"室率"控制。老年高血压合并房颤患者管理推荐,如表2-20所示。

表2-20 老年高血压合并房颤患者管理推荐

推荐	推荐类别	证据等级
短暂性脑缺血发作或缺血性卒中患者推荐短程心电图及随后连续心电监测至少72 h进行房颤筛查	I类	B级

推荐	推荐类别	证据等级
对于房颤患者,特别是正接受抗凝治疗的患者,应积极降压治疗,将血压控制在＜140/90 mmHg	Ⅱa 类	B 级
推荐应用 ARB 或 ACEI 进行降压治疗预防新发房颤和阵发性房颤复发	Ⅰ 类	B 级
推荐所有无禁忌证的 CHA2DS-VAS≥2 分男性、≥3 分女性患者口服抗凝药物治疗	Ⅰ 类	A 级
药物治疗无效、有症状的阵发性房颤推荐行射频消融治疗	Ⅰ 类	A 级
药物治疗无效、有症状的长期持续性房颤应考虑行射频消融治疗	Ⅱa 类	C 级

ARB. 血管紧张素受体阻滞剂;ACEI. 血管紧张素转换酶抑制剂。1 mmHg＝0.133 kPa

七、围手术期高血压的处理

围术期高血压是指从确定手术治疗到与手术有关治疗基本结束期间 SBP≥140 mmHg 和(或)DBP≥90 mmHg,或血压升高幅度大于基础血压的 30%。25%非心脏大手术和 80%心脏手术患者出现围术期高血压;同时应警惕术中低血压的发生。因此,围手术期血压控制的目的是保证重要器官血液灌注,维护心脏功能,减少围术期并发症。老年围手术期高血压管理推荐,如表 2-21 所示。

表 2-21 老年围手术期高血压管理推荐

推荐	推荐类别	证据水平
对于择期手术,SBP≥180 mmHg 和(或)DBP≥110 mmHg 者推荐推迟手术	Ⅱa 类	C 级
对于围术期老年高血压患者,应将血压降至＜150/90 mmHg;若合并糖尿病或慢性肾病,且耐受性良好,可进一步降至＜140/90 mmHg	Ⅱa 类	C 级
围手术期血压波动幅度应控制在基础血压的 10%以内	Ⅱa 类	C 级
长期服用 β 受体阻滞剂者,术前不应中断使用	Ⅲ 类	B 级
服用 ACEI 或 ARB 老年患者,应在非心脏手术前停用	Ⅱa 类	C 级

SBP. 收缩压;DBP. 舒张压;ACEI. 血管紧张素转换酶抑制剂;ARB. 血管紧张素受体阻滞剂。1 mmHg＝0.133 kPa

第六节　高血压伴缺血性心脏病

流行病学资料证实高血压不仅是卒中和心力衰竭的主要危险因素,更是缺血性心脏病的危险因素。长期体循环动脉压力增高,致使心脏后负荷过重,从而引起左心室肥厚、扩大,肥厚、扩大的心脏可能进一步导致原有的心肌缺血加重,甚至发生心功能不全,导致患者死亡。高血压可促进动脉粥样硬化的发生和发展,并且持续性的血压升高可使血管内膜的斑块破损,引起急性的心血管事件。高血压在世界范围内普遍控制不佳,在高危患者(如慢性肾病、糖尿病和缺血性心脏病患者),其血压的控制及达标率更低。北美、亚洲和非洲等国家的调查发现,由于高血压没有得到很好的控制,其并发症所导致的致死率和致残率明显增加。这可能也是缺血性心脏病是发达国家致死和致残的主要疾病的原因,预计到 2020 年缺血性心脏病将是发达国家致死的最主要原因。

一、高血压伴缺血性心脏病的发病机制

(一)压力与容量负荷增加

物理力学(压力、流量)是心脏结构和功能改变的主要决定因素,也是影响血管重塑和动脉粥样硬化的重要因素。高血压患者由于左心室输出阻抗提高,使心肌壁张力增加,根据 Laplace 定律,室壁的应激与心室腔直径与收缩压乘积有关,与室壁厚度成负相关,压力负荷使收缩期室壁与肌节应激性增高,导致向心性心肌肥厚,心肌对氧的需求增加。并且高血压患者的冠状动脉血流量减少,冠状动脉血流储备降低。

(二)心肌间质纤维化

血压持续升高或者处于正常高值时,因血管壁张力增加导致血管壁弹性纤维变薄、断裂,以及动脉胶原沉积增加,胶原量积累超过 20% 便出现纤维化,最终导致血管顺应性降低。此外,高血压也可引起血管内皮功能障碍,动脉僵硬度增加,脉压增大,进而造成收缩压进一步增高。

(三)氧化应激

氧化应激是高血压和动脉粥样硬化的一个重要特征。产生的过多的活性氧损伤内皮细胞和心肌细胞的结构和功能,导致急性和慢性的病变。例如,损伤的血管内皮细胞失去其扩张血管的能力,引起血栓闭塞。活性氧刺激趋化因子和黏附分子的释放,促进白细胞在血管壁上的黏附。这种低度的、自我持续的血管炎症过程,有助于动脉粥样硬化的形成。炎症介质激活血管平滑肌细胞,使其增殖和迁移到内膜下间隙。在血脂异常情况下,血管内的单核细胞吞噬氧化低密度脂蛋白,形成泡沫细胞,泡沫细胞坏死崩解,形成粥样坏死物及粥样硬化斑块。活化的巨噬细胞分泌基质金属蛋白酶和组织蛋白酶,能降解胶原纤维帽,形成不稳定的、极易破裂的斑块。破裂的斑块和大量高度致凝血的物质释放到血管腔,导致局部血栓形成,冠状动脉闭塞,造成急性心肌梗死。慢性高血压也可引起微循环结构异常。在血管组织,氧化应激主要是由还原型烟酰胺腺嘌呤二核苷酸磷酸(nicotinamide adenine dinucleotide phosphate,NADPH)氧化酶活化引起。NADPH 可由机械力(如高血压),激素(尤其是血管紧张素Ⅱ),氧化胆固醇脂和细胞因子激活,激活的 NADPH 氧化酶使细胞内超氧阴离子自由基(O_2^-)增多。O_2^-性质活泼,具有很强的氧化性和还原容易与一氧化氮形成过氧亚硝基阴离子(peroxynitrite,$ONOO^-$),$ONOO^-$具有极高的细胞毒性,可引起血管平滑肌细胞增殖,黏附分子的表达等。研究发现 NADPH 氧化酶的亚基在动脉粥样硬化和动脉损伤中表达上调,这一结果提示动脉粥样硬化的患者,NADPH 氧化酶活性增加。

(四)体液免疫和代谢因素

许多导致高血压发生和维持的机制,也介导靶器官损害,如冠状血管和心肌。这些机制包括交感神经系统和肾素-血管紧张素-醛固酮系统(RAAS)的激活;血管扩张因子的释放和(或)活性的不足,例如一氧化氮、前列环素及钠尿肽;动脉结构与功能异常,特别是内皮功能障碍,生长因子和炎症细胞因子表达增加。因此,对于高血压伴缺血性心脏病患者,抗高血压药物治疗可能至少存在独立于降压作用外的其他一些有益的作用。血管紧张素转化酶抑制药(ACEI)和血管紧张素受体拮抗药(ARB)已被证明可以通过抑制 NADPH 氧化酶的活化,从而降低氧化应激反应,这一作用支持前面提出的抗高血压药物除了降压作用外,还有其他重要的血管保护作用。此外,RAAS 与脂代谢紊乱之间也有相互作用,高胆固醇血症可激活

RAAS,主要通过调节血管 ATI 受体密度和功能及全身的血管紧张素 II 肽合成,而 RAAS 刺激低密度脂蛋白胆固醇在动脉壁沉积。

二、高血压伴缺血性心脏病的病理生理改变

高血压患者发生缺血性心脏病可有以下病理生理变化:

(一)动脉粥样硬化的形成

高血压引起血管内皮损伤,损伤的内皮细胞导致强血管舒张因子(如一氧化氮)合成和释放受损,并且促进活性氧族和其他炎症因子的积聚,最终引起动脉粥样硬化的发生。冠状动脉粥样硬化斑块由稳定转为不稳定,粥样硬化斑块破裂或者侵蚀,继而引起完全或不完全闭塞性血栓形成,从而导致急性冠状动脉综合征(Acute Coronanry Syndromes,ACS)。

ACS 包括不稳定型心绞痛、非 ST 段抬高型心肌梗死和 ST 段抬高型心肌梗死。虽然斑块破裂是 ACS 发生的基础,但研究发现,不稳定型心绞痛和非 ST 段抬高型心肌梗死斑块破裂部位形成的血栓,是以血小板成分为主的"白色"血栓,而 ST 段抬高型心肌梗死时是以纤维蛋白和红细胞成分为主的"红色"血栓。冠状动脉造影发现,ST 段抬高型心肌梗死是血栓引起冠状动脉闭塞、血流中断的结果,而不稳定型心绞痛和非 ST 段抬高型心肌梗死血栓多为非闭塞性。ACS 是常见的致死性疾病之一,在这一过程中,炎症反应起着关键的作用。炎症过程是高血压和粥样硬化共同的显著特征。在高血压的发生和维持中,RAAS 和交感神经系统同样也可以促进动脉粥样硬化的进展。血管紧张素 II 具有升高血压作用,并且能导致血管收缩和重构,促进动脉粥样硬化的发展。研究结果表明 ARB 除了降低血压的作用外,还可以改善动脉粥样硬化和缺血性心脏病的预后。

(二)血管僵硬度增加

各种原因引起的血管功能障碍最终将引起大、中血管壁的增厚,顺应性下降。血管僵硬度增加是高血压患者的主要特征之一,血管僵硬度增加导致收缩压升高,舒张压下降,脉压增加。舒张压下降将使心脏供血减少,引起心脏缺血。另外,血管僵硬度增加,将使脉搏波传导速度增加,反搏波在主动脉瓣关闭前到达主动脉根部,使收缩压进一步增高,而主动脉瓣关闭后反搏波提升舒张压的作用消失,进一步使舒张压下降。动脉僵硬度增加的结果是心脏耗氧量增加,心肌供血减少,最终导致缺血性心脏病。

(三)后负荷增加和左心室肥大

高血压本身因后负荷增加导致的心肌肥厚可以产生相对的心肌缺血,并影响心室舒张和冠状动脉血流。研究发现左心室肥大减少了冠状动脉血流储备,并且是缺血性心脏病、心力衰竭、卒中和猝死的独立危险因素。

三、高血压伴缺血性心脏病的临床表现

(一)症状及体征

患者有长期高血压史,伴或不伴有典型心绞痛症状,亦可以高血压伴心功能不全为主要表现。体格检查可发现心界正常或稍向左下扩大,心尖搏动有力,可有抬举感。在高血压及冠心病的基础上可并发心力衰竭、猝死以及心律失常等。

(二)诊断

1.心电图及动态心电图检查 高血压患者即使没有并发冠心病其心电图也会出现缺血

性改变,因为长期高血压引起心肌肥厚,心脏压力负荷加重,冠状动脉储备不足。此外,肥厚的心肌需要更多血供,这就加剧了心肌自身的缺血。研究发现心肌肥厚是高血压患者出现发作性 ST 段改变的主要原因之一。因此,心电图并不是确诊高血压伴缺血性心脏病的最终方法。

2. 胸部 X 射线检查　主要表现为"主动脉型心脏"。表现为主动脉扩张,延伸迂曲,主动脉结明显向左突出,心腰凹陷,少数心影呈普大型,并可见升主动脉增宽及主动脉结钙化等。

3. 心脏超声检查　心室壁增厚,亦可出现室壁呈节段性运动减弱或者消失、左心室射血分数降低、心腔内径扩大等。

4. 冠状动脉造影　冠状动脉造影是确诊缺血性心脏病的金标准,可见一支或多支冠状动脉弥漫性狭窄或闭塞。

5. 心室核素造影　可见缺血性心肌病的影像学表现,心肌显像可见心肌多节段放射性核素灌注异常,心腔扩大、室壁运动障碍,射血分数下降等。

四、高血压和缺血性心脏病的关系

目前,研究已证明高血压是冠心病的主要危险因素之一。血压水平与心血管病发病和死亡的风险之间存在密切的因果关系。INTERHEART 研究入选了 52 个国家的高血压患者,结果发现高血压患者比糖尿病患者发生急性心肌梗死的危险性更大。一项全球 100 万(40~89 岁)人次、平均随访 12 年的前瞻性观察 Meta 分析显示,诊室收缩压或舒张压与冠心病事件的风险成连续、独立、直接的正相关,血压从 115/75~185/115 mmHg,收缩压每升高 20 mmHg 或舒张压每升高 10 mmHg,心血管并发症发生的风险倍增。13 个包括中国在内的亚太队列研究显示,诊室血压水平与冠心病事件密切相关,而且亚洲人群血压升高与冠心病事件的关系比澳大利亚及新西兰人群更强,收缩压每升高 10 mmHg,亚洲人群的致死性心肌梗死风险增加 31%,而澳大利亚与新西兰人群只增加 21%。我国人群监测数据显示,心脑血管病死亡占总死亡人数的 40% 以上,其中每年 300 万例心血管病死亡中至少一半与高血压有关。

由于年龄不同,收缩压及舒张压对预测冠心病事件的风险程度亦不相同。在年轻人群中,舒张压增高预测冠心病事件的价值高于收缩压,而在 50 岁以上的人群中,收缩压的预测价值开始超越舒张压。对于老年人而言,随着年龄的增加,收缩压也不断增高,而舒张压则呈下降趋势。因此,脉压升高成为老年人较强的冠心病事件预测因子。然而,在所有年龄阶段,收缩压及舒张压增高均对缺血性心脏病及死亡率有很大的影响。

高血压伴左心室肥大可明显增加心血管事件的风险。早期研究认为高血压伴左心室肥大的患者,再次心肌梗死、心血管疾病引起的总死亡率和致残率均显著增加。Framingham 研究表明,45 岁以上男性高血压患者心电图出现左心室肥大表现后,6 年病死率达 40%。另有报道,高血压左心室肥大患者发生心力衰竭及猝死危险性增高。此外,心肌肥厚、冠状动脉储备功能降低,冠状动脉发生脂质斑块,可增加心肌缺血性事件的发生率。

五、高血压伴缺血性心脏病的治疗

(一)血压控制的目标

高血压伴缺血性心脏病患者属于高血压的极高危人群,其治疗原则是持续、稳定控制血压,降低缺血和心血管事件的发生。早期、持续、系统的抗高血压药物治疗是防治高血压伴缺血性心脏病的最根本性方法,应首先选用降压效果稳定、持续和具有显著心脏保护作用的药物,如β受体阻滞药、血管紧张素转化酶抑制药或钙通道阻滞药等。

对于高血压伴缺血性心脏病患者,最关键的收缩压和舒张压的最佳降压目标是什么? 这些降压药物除了降压作用外,是否还有其他特殊的保护作用? 这些降压药物对于缺血性心脏病的一级和二级预防有什么作用? 哪些降压药物应该用于稳定或不稳定型心绞痛? 哪些应该用于非 ST 段抬高型心肌梗死或 ST 段抬高型心肌梗死? 什么是抗高血压药物的最佳组合? 目前这些问题虽然尚有争议,但也有大量研究给予我们重要的提示。

一般来说,收缩压降低,心脏的工作负荷减轻,心肌氧供需平衡得到改善,许多研究也表明,降低收缩压或舒张压总体能降低心血管风险。既往研究以舒张压($\geqslant$90 mmHg)为入选标准的降压治疗试验显示,舒张压每降低 5 mmHg,收缩压降低 10 mmHg,可使缺血性心脏病的风险降低 14%。一项单纯收缩期高血压(收缩压$\geqslant$160 mmHg,舒张压<90 mmHg)降压治疗试验也显示,收缩压降低 10 mmHg,舒张压降低 4 mmHg,可使缺血性心脏病的风险降低 23%。最近一项关于高血压非糖尿病患者的研究中,严格控制血压(收缩压小于 130 mmHg)组左心室肥大及心血管不良事件(心血管疾病发病或死亡)的发生率显著降低。虽然研究证明血压降低可明显降低心血管事件的风险,但对于高血压伴缺血性心脏病患者,并不是降压目标越低,患者获益越大。Bangalore 等入选了 4162 名高血压伴急性冠状动脉综合征的患者,随访 2 年,结果发现血压在 136/85 mmHg 时,心血管不良事件的发生率最低;当血压在 (110~130)/(70~90)mmHg 时,心血管不良事件的风险与 136/85 mmHg 时相似;而当血压 <110/70 mmHg 时,心血管事件的风险反而增加。Bangalore 等又对冠心病患者的抗高血压治疗和心血管疾病风险的关系进行分析,结果发现当血压为 146.3/81.4 mmHg 时,心血管疾病的发病率最低;当血压小于(110~120)/(60~70)mmHg 时,心血管疾病的发病率呈增加趋势。对 15 项随机临床试验(入选了 276328 名患者,随访 3.4 年)结果分析发现,强化降压至 <135 mmHg 时,心力衰竭发生率降低 15%,并同样可降低急性心肌梗死和心绞痛的发生,而低血压的发生率升高 105%。此外,有研究发现,当收缩压低于 120 mmHg 时,与安慰剂组相比,药物治疗组心血管疾病死亡率明显增加。

对于缺血性心肌病患者,舒张压的控制尤为重要,持续、过度的舒张压下降可能对心脏产生不利后果。Nogueira 分析 INVEST、TNT、ONTARGET、PROVE IT-TIMI 22、SMART 等大型临床试验结果发现,收缩压和舒张压均存在 J 形曲线,且舒张压的 J 形曲线更为明显;建议高血压伴缺血性心脏病患者,尤其是冠状动脉血流量严重受损的患者,其收缩压不要低于 120~125 mmHg,舒张压不能低于 70 mmHg。因为冠状动脉血液供应发生在心室舒张期,心肌收缩可压缩心肌内血管,其血流受阻碍,由此产生 J 形曲线。因此,舒张压过低会影响心肌灌注。目前认为,舒张压小于 70mmHg 或 60 mmHg 可引起心肌缺血发生率和死亡率增加已被广泛接受。虽然心肌能在 45~125 mmHg 范围内自动调节灌注压力,也能耐受不同程度的冠状动脉狭窄,但是缺血性心脏病患者血流动力学变化是非常复杂的,其冠状动脉自动调节功能受损,使自动调节下限压力上调。因此,当舒张压下降时,冠状动脉狭窄远端的血管灌注减少,从而导致左心室充盈压增加,使冠状动脉灌注进一步降低,心肌缺血进一步加重,产生恶性循环。高血压伴左心室肥大时,即使舒张压维持在适当的较低水平,仍可导致左心室内膜缺血,心肌缺血加重。因此,对于有冠状动脉闭塞和心肌缺血证据的高血压患者,应谨慎降压。

（二）一般治疗

无论高血压还是冠心病患者都应建议改善生活方式，包括戒烟、减肥、减轻精神压力、减少盐和乙醇摄入、增加体力活动等。生活方式的改善可降低抗高血压药物治疗的剂量。此外，增加钾的摄入也可以降低血压，尤其是对盐摄入很高的人群。运动可以改善心脏功能，降低心脏后负荷，增加缺血性心脏病患者的冠状动脉血流储备，降低心血管危险因素的危害性及住院率。Achilov 等发现对于高血压伴缺血性心脏病患者，低强度的激光照射可以提高抗高血压、心肌缺血及心绞痛的作用，因此，建议对高血压伴缺血性心脏病患者可给予低强度激光照射。

（三）药物治疗

1. β受体阻滞药　对于高血压伴缺血性心脏病患者，首选的治疗药物是β受体阻滞药，除非患者具有禁忌证（包括低血压、严重的支气管肺疾病、失代偿性心力衰竭、窦房结或房室结功能障碍、严重的周围血管病）。一般优先选择无内在拟交感活性的β受体阻滞药，其既能降低心肌耗氧量和心率，增加舒张充盈期冠状动脉血流，又能防止儿茶酚胺对心脏的损害，改善左心室和血管的重构及功能。研究已经证明，β受体阻滞药可限制梗死面积、提高生存率、降低复发性心肌梗死的风险和心脏性猝死的发病率。美托洛尔、卡维地洛、比索洛尔被证实可以改善心力衰竭患者的预后。ASCOT 研究发现，阿替洛尔在减少心血管不良事件上优于氨氯地平；但在降低收缩压和心脏后负荷的作用上低于氨氯地平。Wiysonge 等分析了 13 项随机对照研究，将β受体阻滞药与安慰剂、利尿药、钙通道阻滞药和肾素-血管紧张素系统（RAS）抑制药进行比较，结果发现β受体阻滞药可使心血管疾病的发生适度减少，但对死亡率无明显影响。因此，高血压伴冠心病的患者用β受体阻滞药治疗可明显获益。长期应用者突然停药可发生反跳现象，即原有的症状加重或者出现新的表现。

2. 钙通道阻滞药（CCB）　CCB 是有效的抗高血压药物，主要通过阻断血管平滑肌细胞上的钙离子通道发挥扩张血管、降低血压的作用，对心室肌及动脉壁有逆转作用。包括二氢吡啶类 CCB 和非二氢吡啶类 CCB。Messrli 等研究发现，CCB 与利尿药相比，具有相似的降低血压效果，但 CCB 治疗可使左心室肥大及室性心律失常的发生率和严重程度均降低。值得注意的是，短效硝苯地平因扩张血管而产生类似肼屈嗪的反射性交感神经刺激作用。虽然也能减轻左心室肥大，但大量使用该药后，心率及肾素活性增高，而劳力性心绞痛患者因心率增加而使心肌耗氧量增加，心绞痛加重，故对劳力性心绞痛患者应慎用硝苯地平。对急性冠状动脉综合征患者一般也不推荐使用短效硝苯地平。若血压持续升高或心绞痛持续存在，可联合应用硝苯地平和β受体阻滞药，最好推荐长效二氢吡啶类 CCB，其可降低血压引起血管扩张，降低外周阻力和管壁张力，从而降低心肌氧需求；并可以通过扩张冠状动脉增加心肌氧供应。地尔硫䓬既可减轻左心室肥大，又不产生反射性心率增加，但其降压强度不如硝苯地平，且具有负性肌力作用，适用于高血压伴变异型心绞痛无心力衰竭及传导阻滞的患者。但非二氢吡啶类 CCB 与β受体阻滞药联合用于治疗心绞痛，应高度注意严重心动过缓或房室传导阻滞等并发症。对高血压伴心绞痛的患者，CCB 是β受体阻滞药最好的替代品，然而，因其不能阻止心室扩张和心力衰竭，故不推荐用于二级预防。

3. 硝酸酯类药物　硝酸酯类在高血压治疗中的应用很少，而广泛应用于β受体阻滞药和 CCB 不能控制的急性和慢性心绞痛。2 项大型试验结果显示，硝酸酯类与安慰剂比较对患者死亡率并无特别影响。硝酸酯类只能缓解心绞痛、控制血压和减轻肺淤血,不能减少心血管事件,仅特定的心力衰竭患者获益。

4.血管紧张素转化酶抑制药(ACEI) 动物实验及临床研究已经证实 ACEI 最明显的作用表现在抑制心肌肥大的形成。长期应用 ACEI 治疗 6 个月以上,可使心脏重量减轻 30%(减轻部分是心肌还是心肌间质纤维尚不能肯定)。心脏重量减轻和结缔组织减少均可改善左心室舒张功能。ACEI 对受损心脏的修复不但限制心肌损伤的发展,而且能使受损的心脏恢复到接近生理状态。ACEI 逆转心肌肥厚的机制除了降低血压和减少后负荷外,还通过抑制血管紧张素的合成和血管紧张素介导的肾上腺素的分泌而减轻心肌肥厚。ACEI 对心脏的保护作用在于:①降低心脏前后负荷,改善血流动力学;②降低冠状动脉阻力,改善心肌缺血;③使电解质平衡失调恢复正常,如纠正低血钾、低血钠、低血镁;④拮抗过量的儿茶酚胺和血管紧张素;⑤减少缺血所致的心肌坏死。EUROPA 研究入选了 12218 名患者,随机分为治疗组(培哚普利)和安慰剂组,结果发现培哚普利组显著减少心肌梗死面积、心血管疾病引起的死亡或心脏骤停的发生。HOPE 研究入选了 9297 名伴心血管疾病危险因素的患者(其中半数患有高血压),随机分为雷米普利治疗组和安慰剂组。结果显示雷米普利组的心血管死亡、卒中和心肌梗死显著减少,其亚组分析显示,雷米普利明显降低了 24 h 动态血压。因此,ACEI 适用于高血压伴缺血性心脏病患者,并被推荐用于所有心肌梗死患者。禁忌证为双侧肾动脉狭窄、高钾血症及妊娠妇女。

5.血管紧张素Ⅱ受体拮抗药(ARB) 血管紧张素Ⅱ(AngⅡ)是肾素-血管紧张素系统(RAS)的效应分子,因此阻断 RAS 系统最直接的途径是在受体部位拮抗 AngⅡ 的作用。对 ACEI 不耐受或过敏的患者,ARB 可替代 ACEI 治疗其高血压、冠心病和心力衰竭。VALIANT 研究发现,在降低心肌梗死后心血管不良事件发生的作用上,缬沙坦具有与卡托普利类似的作用。VALUE 研究入选了 15245 名高血压患者,发现缬沙坦和氨氯地平同样具有降低心血管不良事件发生的作用,对于不能耐受 ACEI 的患者是一个很好的替代选择。ARB 的禁忌证同 ACEI。

6.利尿药 利尿药的降压机制在早期是通过排钠利尿,使血容量及心排血量降低而降压。数周后则通过降低小动脉平滑肌细胞内钠浓度,使血管扩张而降压。已经研究证明,利尿药能使高血压患者心血管病的死亡率及致残率降低,是最有价值的降压药之一。利尿药具有很好的降压作用,但使用剂量过大可导致糖耐量异常、脂质代谢紊乱、低血钾等副作用。噻嗪类利尿药因对代谢的影响可加重心血管疾病的危险性。对急性心肌梗死患者,不主张应用噻嗪利尿药,如果确实需要,亦应谨慎使用;痛风者禁用,高尿酸血症以及明显肾功能不全者慎用。对于心肌梗死后无肾衰竭(男性肌酐<2.5 mg/L,女性肌酐<2.0 mg/L)且血钾正常的患者,或高血压左心室射血分数(LVEF)≤40%的患者应给予醛固酮受体拮抗药,如螺内酯。

联合应用降压药物对高血压伴缺血性心脏病患者尤为重要,联合用药的原则应遵循在作用机制上具有互补性,在降压作用上具有相加性,在不良反应上具有互相减轻或抵消性。联合用药的适应证为 2 级高血压,高于目标血压 20/10 mmHg 和(或)伴有多种危险因素、靶器官损害或临床疾患的高危人群。初始治疗即需要应用两种小剂量降压药物,如仍不能达到目标血压,可在原药基础上加量,或可能需要三种,甚至四种以上降压药物。

（四）高血压合并稳定型心绞痛治疗

1.β受体阻滞药　具有控制劳力性心绞痛、控制血压和抗心律失常作用,多项指南均将该药作为Ⅰ类、A类推荐。

2.ACEI(ARB)　这类患者应用ACEI可降低死亡和MI等事件的发生。

3.CCB　如有β受体阻滞药使用禁忌证,可考虑长效CCB作为初始治疗药物。不提倡应用短效二氢吡啶类CCB,因为此类药物可增加心肌耗氧量,加重心绞痛的发作。长效CCB,尤其是非二氢吡啶类CCB,是β受体阻滞药的最佳替代药物。CCB常与β受体阻滞药联用,以增加抗心绞痛和降压的疗效,但不宜选用非二氢吡啶类CCB,有增加严重心动过缓或者高度传导阻滞的危险。

（五）高血压合并急性冠状动脉综合征治疗

高血压合并急性冠状动脉综合征的患者β受体阻滞药和ACEI是首选药物,可预防心室重构。尽可能选用长效制剂,控制24 h血压,减少血压波动,尤其是清晨血压。当血压控制不佳时也可以联合其他降压药。

1.不稳定型心绞痛和非ST段抬高心肌梗死

（1）β受体阻滞药:可降低不稳定型心绞痛患者的心绞痛频率,缩短持续时间,在无低血压和心力衰竭的情况下应用。

（2）CCB:β受体阻滞药禁忌使用时,如无严重左心功能不全或其他禁忌证,可首选非二氢吡啶类CCB。β受体阻滞药不能很好控制血压和心绞痛时,可加用长效二氢吡啶类CCB。CCB可作为冠状动脉痉挛致心绞痛（如变异型心绞痛和寒冷诱发心绞痛）的首选治疗。

（3）ACEI(ARB):ACEI适用于该类患者,如患者ACEI不耐受,可给予ARB治疗。

2.ST段抬高急性心肌梗死

（1）β受体阻滞药:无心力衰竭、低心排血量、心源性休克危险,以及β受体阻滞药禁忌证的患者,应在24 h内开始口服β受体阻滞药。如患者伴有严重的心肌梗死后心绞痛,其他药物治疗无效时,考虑静注短效β_1受体阻滞药,早期应用可减少缺血事件发生。

（2）ACEI(ARB):应早期给予ACEI,当患者不能耐受ACEI类时,应改用ARB,但不主张两者联合使用。

（3）CCB:不能降低该类患者的死亡率,在此类患者中不宜应用。

（4）利尿药:适用于高血压伴缺血性心脏病、心力衰竭的患者,但要注意电解质及代谢紊乱的问题。

第三章　心力衰竭

第一节　心力衰竭概述

心衰是多种原因导致心脏结构和(或)功能的异常改变,使心室收缩和(或)舒张功能发生障碍,从而引起的一组复杂临床综合征,主要表现为呼吸困难、疲乏和液体潴留(肺淤血、体循环淤血及外周水肿)等。根据左心室射血分数(left ventricular ejection fraction,LVEF),分为射血分数降低的心衰(heart failure with reduced ejection fraction,HFrEF)、射血分数保留的心衰(heart failure with preserved ejection fraction,HFpEF)和射血分数中间值的心衰(heart failure with mid-range ejection fraction,HFmrEF)(见表3-1)。根据心衰发生的时间、速度,分为慢性心衰和急性心衰。多数急性心衰患者经住院治疗后症状部分缓解,而转入慢性心衰;慢性心衰患者常因各种诱因急性加重而需住院治疗。

表 3-1　心力衰竭的分类和诊断标准

诊断标准	HFrEF	HFpEF	HFmrEF
1	症状和/或体征	症状和(或)体征	症状和/或体征
2	LVEF<40%	LVEF≥50%	LVEF 40%~49%
3		利钠肽升高,并符合以下至少1条:①左心室肥厚和(或)左心房扩大;②心脏舒张功能异常	利钠肽升高,并符合以下至少1条:①左心室肥厚和(或)左心房扩大;②心脏舒张功能异常
备注	随机临床试验主要纳入此类患者,有效的治疗已得到证实	需要排除患者的症状是由非心脏疾病引起的,有效的治疗尚未明确	此类患者临床特征、病理生理、治疗和预后尚不清楚,单列此组有利于对其开展相关研究

注:HFrEF为射血分数降低的心力衰竭,HFmrEF为射血分数中间值的心力衰竭,HFpEF为射血分数保留的心力衰竭,LVEF为左心室射血分数;利钠肽升高为B型利钠肽(BNP)>35 ng/L和(或)N末端B型利钠肽原(NT-proBNP)>125 ng/L;心脏舒张功能异常指标见心力衰竭的诊断和评估中的经胸超声心动图部分

心衰是各种心脏疾病的严重表现或晚期阶段,死亡率和再住院率居高不下。发达国家的心衰患病率为1.5%~2.0%,≥70岁人群患病率≥10%。2003年的流行病学调查显示,我国35~74岁成人心衰患病率为0.9%。我国人口老龄化加剧,冠心病、高血压、糖尿病、肥胖等慢性病的发病呈上升趋势,医疗水平的提高使心脏疾病患者生存期延长,导致我国心衰患病率呈持续升高趋势。对国内10714例住院心衰患者的调查显示:1980年、1990年、2000年心衰患者住院期间病死率分别为15.4%、12.3%和6.2%,主要死亡原因依次为左心衰竭(59%)、心律失常(13%)和心脏性猝死(13%)。China-HF研究显示,住院心衰患者的病死率为4.1%。

原发性心肌损害和异常是引起心衰最主要的病因(见表3-2),除心血管疾病外,非心血管疾病也可导致心衰。识别这些病因是心衰诊断的重要部分,从而能尽早采取特异性或者针对性的治疗。

表 3-2 心力衰竭的病因

病因分类	具体病因或疾病
心肌病变	
缺血性心脏病	心肌梗死(心肌瘢痕、心肌顿抑或者冬眠)、冠状动脉病变、冠状动脉微循环异常、内皮功能障碍
心脏毒性损伤	
心脏毒性药物	抗肿瘤药(如蒽环类、曲妥珠单抗)、抗抑郁药、抗心律失常药、非甾体类抗炎药、麻醉药
药物滥用	酒精、可卡因、安非他命、合成代谢类固醇等
重金属中毒	铜、铁、铅、钴等
放射性心肌损伤	
免疫及炎症介导的心肌损害	
感染性疾病	细菌、病毒、真菌、寄生虫(Chagas 病)、螺旋体、立克次体
自身免疫性疾病	巨细胞性心肌炎、自身免疫病(如系统性红斑狼疮)、嗜酸性粒细胞性心肌炎(Churg-Strauss 综合征)
心肌浸润性病变	
非恶性肿瘤相关	系统性浸润性疾病(心肌淀粉样变、结节病)、贮积性疾病(血色病、糖原贮积病)
恶性肿瘤相关	肿瘤转移或浸润
内分泌代谢性疾病	
激素相关	糖尿病,甲状腺疾病,甲状旁腺疾病,肢端肥大症,生长激素缺乏,皮质醇增多症,醛固酮增多症,肾上腺皮质功能减退症,代谢综合征,嗜铬细胞瘤,妊娠及围产期相关疾病
营养相关	肥胖,缺乏维生素 B_1、L-肉毒碱、硒、铁、磷、钙,营养不良
遗传学异常	遗传因素相关的肥厚型心肌病、扩张型心肌病及限制型心肌病,致心律失常性右心室心肌病,左心室致密化不全,核纤层蛋白病,肌营养不良症
应激	应激性心肌病
心脏负荷异常	
高血压	原发性高血压、继发性高血压
瓣膜和心脏结构的异常	二尖瓣、三尖瓣、主动脉瓣、肺动脉瓣狭窄或者关闭不全,先天性心脏病(先天性心内或者心外分流)
心包及心内膜疾病	缩窄性心包炎、心包积液、嗜酸性粒细胞增多症、心内膜纤维化
高心输出量状态	动静脉瘘、慢性贫血、甲状腺功能亢进症
容量负荷过度	肾功能衰竭、输液过多过快
肺部疾病	肺原性心脏病、肺血管疾病
心律失常	
心动过速	房性心动过速、房室结折返性心动过速、房室折返性心动过速、心房颤动、室性心律失常
心动过缓	窦房结功能异常、传导系统异常

    目前认为心衰是慢性、自发进展性疾病,神经内分泌系统激活导致心肌重构是引起心衰发生和发展的关键因素。心肌重构最初可以对心功能产生部分代偿,但随着心肌重构的加

剧,心功能逐渐由代偿向失代偿转变,出现明显的症状和体征。故根据心衰发生发展过程,分为 4 个阶段(见表 3-3),旨在强调心衰重在预防。纽约心脏协会(New York Heart Association,NYHA)心功能分级(见表 3-4)是临床常用的心功能评估方法,常用于评价患者的症状随病程或治疗而发生的变化。

表 3-3　心力衰竭 4 个阶段与纽约心脏协会(NYHA)心功能分级的比较

心力衰竭阶段	定义	患病人群	NYHA 心功能分级
阶段 A(前心力衰竭阶段)	患者为心力衰竭的高危人群,无心脏结构或功能异常,无心力衰竭症状和(或)体征	高血压、冠心病、糖尿病、肥胖、代谢综合征、使用心脏毒性药物史、酗酒史、风湿热史,心肌病家族史等	无
阶段 B(前临床心力衰竭阶段)	患者已发展成器质性心脏病,但从无心力衰竭症状和(或)体征	左心室肥厚、陈旧性心肌梗死、无症状的心脏瓣膜病等	Ⅰ
阶段 C(临床心力衰竭阶段)	患者有器质性心脏病,既往或目前有心力衰竭症状和(或)体征	器质性心脏病患者伴运动耐量下降(呼吸困难、疲乏)和液体潴留	Ⅰ～Ⅳ
阶段 D(难治性终末期心力衰竭阶段)	患者器质性心脏病不断进展,虽经积极的内科治疗,休息时仍有症状,且需要特殊干预	因心力衰竭反复住院,且不能安全出院者;需要长期静脉用药者;等待心脏移植者;使用心脏机械辅助装置者	Ⅳ

表 3-4　纽约心脏协会心功能分级

分级	症状
Ⅰ	活动不受限。日常体力活动不引起明显的气促、疲乏或者心悸
Ⅱ	活动轻度受限。休息时无症状,日常活动可引起明显的气促、疲乏或心悸
Ⅲ	活动明显受限。休息时可无症状,轻于日常活动即引起显著的气促、疲乏、心悸
Ⅳ	休息时也有症状,任何体力活动均会引起不适。如无需静脉给药,可在室内或床边活动者为Ⅳa 级;不能下床并需静脉给药支持者为Ⅳb 级

第二节　心力衰竭的诊断和评估

心衰的诊断和评估依赖于病史、体格检查、实验室检查、心脏影像学检查和功能检查。慢性心衰诊断流程,如图 3-1 所示。首先,根据病史、体格检查、心电图、胸片判断有无心衰的可能性;其次,通过利钠肽检测和超声心动图明确是否存在心衰,再进一步确定心衰的病因和诱因;最后,还需评估病情的严重程度及预后,以及是否存在并发症及合并症。全面准确的诊断是心衰患者有效治疗的前提和基础。

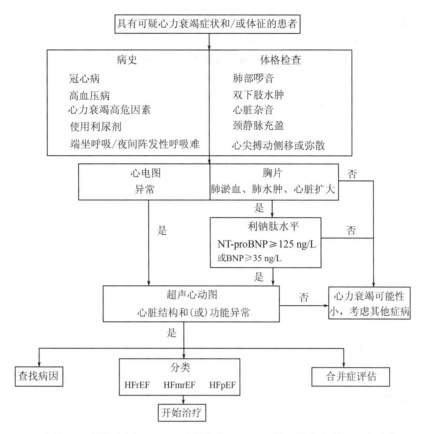

NT-proBNP. N 末端 B 型利钠肽原；BNP. B 型利钠肽；HFrEF. 射血分数降低的心力衰竭；HFmrEF. 射血分数中间值的心力衰竭；HFpEF. 射血分数保留的心力衰竭

图 3-1　慢性心力衰竭的诊断流程

一、心衰的症状和体征

详细的病史采集和体格检查可提供心衰的病因和诱因线索,明确患者存在的心血管疾病以及非心血管疾病(Ⅰ,C)。由于心衰的代偿程度和受累心室不同,心衰患者的症状和体征有较大的个体差异,代偿良好的心衰患者可以无症状和体征。对特发性扩张型心肌病患者,应询问患者 3 代家族史以帮助确定家族性扩张型心肌病的诊断(Ⅰ,C)。体格检查应评估患者的生命体征和判断液体潴留的严重程度,注意有无近期体重增加、颈静脉充盈、外周水肿、端坐呼吸等(Ⅰ,B)。颈静脉压升高和心尖搏动位置改变对诊断心衰更为特异。

二、常规检查

1.心电图　所有心衰以及怀疑心衰患者均应行心电图检查,明确心律、心率、QRS 形态、QRS 宽度等。心衰患者一般有心电图异常,心电图完全正常的可能性极低。怀疑存在心律失常或无症状性心肌缺血时应行 24 h 动态心电图(Ⅰ,C)。

2.X 射线胸片　对疑似、急性、新发的心衰患者应行胸片检查,以识别/排除肺部疾病或其他引起呼吸困难的疾病,提供肺淤血/水肿和心脏增大的信息,但 X 射线胸片正常并不能除外心衰(Ⅰ,C)。

3.生物标志物

(1)利钠肽[B 型利钠肽(B-type natriuretic peptide,BNP)或 N 末端 B 型利钠肽原(N-terminal pro-BNP,NT-proBNP)]测定:利钠肽检测推荐用于心衰筛查(Ⅱa,B)、诊断和鉴别诊断(Ⅰ,A)、病情严重程度以及预后评估(Ⅰ,A)。出院前的利钠肽检测有助于评估心衰患者出院后的心血管事件风险(Ⅰ,B)。BNP<100 ng/L、NT-proBNP<300 ng/L 时通常可排除急性心衰。BNP<35 ng/L,NT-proBNP<125 ng/L 时通常可排除慢性心衰,但其敏感度和特异度较急性心衰低。诊断急性心衰时 NT-proBNP 水平应根据年龄和肾功能进行分层:50 岁以下的患者 NT-proBNP 水平>450 ng/L,50 岁以上>900 ng/L,75 岁以上应>1800 ng/L,肾功能不全(肾小球滤过率<60 mL/min)时应>1200 ng/L。经住院治疗后利钠肽水平无下降的心衰患者预后差。多种心血管疾病[心衰、急性冠状动脉综合征、心肌病变如左心室肥厚、心脏瓣膜病、心包疾病、心房颤动(房颤)、心肌炎、心脏手术、电复律以及心肌毒性损伤等]和非心血管疾病(高龄、贫血、肾功能不全、睡眠呼吸暂停、重症肺炎、肺动脉高压、肺栓塞、严重全身性疾病、脓毒症、严重烧伤和卒中等)均会导致利钠肽水平增高,尤其是房颤、高龄和肾功能不全。脑啡肽酶抑制剂使 BNP 降解减少,而 NT-proBNP 不受影响。临床工作中应注意结合患者的病史进行分析。

(2)心脏肌钙蛋白(cardiac troponin,cTn):推荐心衰患者入院时行 cTn 检测,用于急性心衰患者的病因诊断(如急性心肌梗死)和预后评估(Ⅰ,A)。

(3)反映心肌纤维化、炎症、氧化应激的标志物:如可溶性 ST2、半乳糖凝集素 3 及生长分化因子 15 也有助于心衰患者的危险分层和预后评估,联合使用多项生物标志物可能是未来的发展方向。

4.经胸超声心动图(Ⅰ,C)

经胸超声心动图是评估心脏结构和功能的首选方法,可提供房室容量、左右心室收缩和舒张功能、室壁厚度、瓣膜功能和肺动脉高压的信息。LVEF 可反映左心室收缩功能,推荐改良双平面 Simpson 法。在图像质量差时,建议使用声学对比剂以清晰显示心内膜轮廓。组织多普勒和应变成像的可重复性和可行性已证实,对于存在发生心衰风险的患者,应考虑采用以识别临床前的心肌收缩功能异常(Ⅱa,C)。

超声心动图是目前临床上唯一可判断舒张功能不全的成像技术,但单一参数不足以准确评估,建议多参数综合评估。HFpEF 主要的心脏结构异常包括左心房容积指数>34 mL/m²、左心室质量指数≥115 g/m²(男性)或 95 g/m²(女性);主要的心脏舒张功能异常指标包括 E/e≥13、e 平均值(室间隔和游离壁)<9 cm/s;其他间接指标包括纵向应变或者三尖瓣反流速度。

5.实验室检查

血常规、血钠、血钾、血糖、尿素氮、肌酐或者估算的肾小球滤过率(estimated glomerular filtration rate,eGFR)、肝酶和胆红素、血清铁、铁蛋白、总铁结合力、血脂、糖化血红蛋白、促甲状腺激素、利钠肽为心衰患者的初始常规检查(Ⅰ,C)。临床怀疑某种特殊病因导致的心衰(如心肌淀粉样变、嗜铬细胞瘤等)时,应进行相应的筛查和诊断性检查(Ⅱa,C)。

三、特殊检查

心衰的特殊检查用于需要进一步明确病因和病情评估的患者。

1.心脏磁共振(cardiac magnetic resonance,CMR) CMR 是测量左右心室容量、质量和

射血分数的金标准,当超声心动图未能做出诊断时,CMR 是最好的替代影像检查。CMR 也是复杂性先天性心脏病的首选检查方法(Ⅰ,C)。对于扩张型心肌病患者,在临床和其他影像学检查不能明确诊断的情况下,应考虑采用延迟钆增强(late gadolinium enhancement,LGE),以鉴别缺血性与非缺血性心肌损害(Ⅱa,C)。LGE 和 T_1 成像是评估心肌纤维化的首选影像检查。对于疑似心肌炎、淀粉样变、结节病、Chagas 病、Fabry 病、致密化不全心肌病和血色病的患者,推荐采用 CMR 来显示心肌组织的特征(Ⅰ,C)。

2.冠状动脉造影　适用于经药物治疗后仍有心绞痛的患者(Ⅰ,C),合并有症状的室性心律失常或者有心脏停搏史患者(Ⅰ,C),有冠心病危险因素、无创检查提示存在心肌缺血的心衰患者(Ⅱa,C)。

3.心脏 CT　对低中度可疑的冠心病或者负荷试验未能明确诊断心肌缺血的心衰患者,可考虑行心脏 CT 以排除冠状动脉狭窄(Ⅱb,C)。

4.负荷超声心动图　运动或药物负荷超声心动图可用于心肌缺血和(或)存活心肌、部分瓣膜性心脏病患者的评估。对存在劳力性呼吸困难,LVEF 正常但静息舒张功能参数未能做出诊断的患者,负荷超声心动图有一定辅助作用。

5.核素心室造影及核素心肌灌注和(或)代谢显像　当超声心动图未能做出诊断时,可使用核素心室造影评估左心室容量和 LVEF(Ⅱa,C)。核素心肌灌注显像包括单光子发射计算机断层成像(single-photon emission computed tomography,SPECT)和正电子发射计算机断层成像(positron emission computed tomography,PET),可用于诊断心肌缺血。代谢显像可判断心肌存活情况。对心衰合并冠心病的患者,在决定行血运重建前,可考虑用心脏影像学检查(CMR、负荷超声心动图、SPECT、PET)评估心肌缺血和心肌存活情况(Ⅱb,B)。

6.心肺运动试验　心肺运动试验能量化运动能力,可用于心脏移植和(或)机械循环支持的临床评估(Ⅰ,C),指导运动处方的优化(Ⅱa,C),原因不明呼吸困难的鉴别诊断(Ⅱa,C)。心肺运动试验适用于临床症状稳定 2 周以上的慢性心衰患者。

7.6 min 步行试验　用于评估患者的运动耐力。6 min 步行距离<150 m 为重度心衰,150~450 m 为中度心衰,>450 m 为轻度心衰。

8.有创血流动力学检查　在慢性心衰患者中右心导管和肺动脉导管检查适用于:①考虑心脏移植或机械循环支持的重症心衰患者的术前评估(Ⅰ,C);②超声心动图提示肺动脉高压的患者,在瓣膜性或结构性心脏病干预治疗前评估肺动脉高压及其可逆性(Ⅱa,C);③对经规范治疗后仍存在严重症状或血流动力学状态不清楚的患者,为调整治疗方案可考虑行此检查(Ⅱb,C)。急性心衰患者有创血流动力学监测见急性心衰部分。

9.心肌活检　仅推荐用于经规范治疗病情仍快速进展,临床怀疑心衰是由可治疗的特殊病因所致且只能通过心肌活检明确诊断的患者(Ⅱa,C)。不推荐用于心衰患者的常规评价(Ⅲ,C)。

10.基因检测　对肥厚型心肌病、特发性扩张型心肌病、致心律失常性右心室心肌病患者,推荐基因检测和遗传咨询。限制型心肌病和孤立的致密化不全心肌病亦可能具有遗传起源,也可考虑基因检测。

11.生活质量评估　生活质量评估运用心理学量表,对心理健康、躯体健康和社会功能等进行多维度量化评估。生活质量量表可分为普适性量表和疾病特异性量表,前者最常使用的是 36 条简明健康问卷(SF-36)及简版 SF-12、世界卫生组织幸福指数-5、欧洲 5 维健康指数。心衰特异性生活质量评估工具较常使用的有,明尼苏达心衰生活质量量表和堪萨斯城心肌病患者生活质量量表。

四、心衰的预后评估

LVEF 下降、利钠肽持续升高、NYHA 心功能分级恶化、低钠血症、运动峰值耗氧量减少、血细胞比容降低、QRS 增宽、慢性低血压、静息心动过速、肾功能不全、不能耐受常规治疗以及难治性容量超负荷等参数与心衰患者的不良预后相关。

第三节 心力衰竭的预防

建议对所有患者进行临床评估以识别心衰危险因素,临床证据显示通过控制心衰危险因素、治疗无症状的左心室收缩功能异常等有助于延缓或预防心衰的发生。

一、对心衰危险因素的干预

1.高血压 高血压是心衰最常见、最重要的危险因素,长期有效控制血压可以使心衰风险降低 50%。根据高血压指南控制高血压以预防或者延缓心衰的发生(Ⅰ,A)。对存在多种心血管疾病危险因素、靶器官损伤或心血管疾病的高血压患者,血压应控制在 130/80 mmHg (1 mmHg=0.133 kPa)以下(Ⅰ,B)。

2.血脂异常 根据血脂异常指南进行调脂治疗以降低心衰发生的风险(Ⅰ,A)。对冠心病患者或者冠心病高危人群,推荐使用他汀类药物预防心衰(Ⅰ,A)。

3.糖尿病 糖尿病是心衰发生的独立危险因素,尤其女性患者发生心衰的风险更高。推荐根据目前糖尿病指南控制糖尿病(Ⅰ,C)。近来研究显示,钠-葡萄糖协同转运蛋白 2 抑制剂(恩格列净或卡格列净)能够降低具有心血管高危风险的 2 型糖尿病患者的死亡率和心衰住院率。

4.其他危险因素 对肥胖、糖代谢异常的控制也可能有助于预防心衰发生(Ⅱa,C),戒烟和限酒有助于预防或延缓心衰的发生(Ⅰ,C)。

5.利钠肽筛查高危人群 Framingham 研究证实 BNP 可预测新发心衰的风险。心衰高危人群(高血压、糖尿病、血管疾病等)经利钠肽筛查(BNP>50 ng/L),然后接受专业团队的管理和干预,可预防心衰发生。故建议检测利钠肽水平以筛查心衰高危人群(心衰 A 期),控制危险因素和干预生活方式有助于预防左心室功能障碍或新发心衰(Ⅱa,B)。

二、对无症状性左心室收缩功能障碍的干预

对心肌梗死后无症状性左心室收缩功能障碍[包括 LVEF 降低和(或)局部室壁活动异常]的患者,推荐使用血管紧张素转换酶抑制剂(angiotensin converting enzyme inhibitor, ACEI)和 β 受体阻滞剂以预防和延缓心衰发生,延长寿命;对不能耐受 ACEI 的患者,推荐血管紧张素Ⅱ受体阻滞剂(angiotensin Ⅱ receptor blocker,ARB)(Ⅰ,A)。在急性 ST 段抬高型心肌梗死的早期进行冠状动脉介入治疗减少梗死面积,可降低发生 HFrEF 的风险。在急

性心肌梗死后尽早使用 ACEI/ARB、β 受体阻滞剂和醛固酮受体拮抗剂,特别是存在左心室收缩功能障碍的患者,可降低心衰住院率和死亡率,稳定性冠心病患者可考虑使用 ACEI 预防或者延缓心衰发生(Ⅱa,A)。所有无症状的 LVEF 降低的患者,为预防或者延缓心衰发生,推荐使用 ACEI(Ⅰ,B)和 β 受体阻滞剂(Ⅰ,C)。存在心脏结构改变(如左心室肥厚)的患者应优化血压控制,预防发展为有症状的心衰(Ⅰ,A)。

第四节　心力衰竭的鉴别诊断

一、急性心力衰竭的鉴别诊断

(一)急性左心力衰竭鉴别诊断

1. 与肺梗死的鉴别　较大的肺动脉或广泛肺小动脉栓塞者,突然出现严重呼吸困难伴窒息感,并迅速出现休克和组织缺氧的一系列表现,如心悸、焦虑、烦躁、出冷汗、恶心、呕吐及晕厥,严重者可导致患者死亡。部分患者出现右心力衰竭引起的体循环淤血的表现;部分患者可出现心绞痛样胸痛。急性左心力衰竭起病时以呼吸困难为突出表现,需与急性左心力衰竭引起的肺水肿相鉴别。鉴别要点为:①肺梗死常发生在久病卧床或外科手术后刚开始下床活动时(血栓)、骨折(脂肪栓塞)、孕妇分娩(羊水栓塞)、医疗操作不当(气体栓塞)、右侧心腔细菌性心内膜炎和右心房黏液瘤等情况下。②肺梗死起病更急骤,很快出现休克。③心电图:有一些特征性改变Ⅰ导联 R 波变小、S 波加深、ST 段呈 J 点压低;Ⅲ导联出现 Q 波 ST 段轻度抬高、T 波倒置;aVR 导联有大 R 波,ST 段抬高;aVL 导联有 S 波,ST 段压低;aVF 导联有 Q 波,ST 段压低;电轴右偏;胸导联 QRS 波图形呈顺钟向转位,可出现右束支传导阻滞图形;多数胸导联 ST 段压低,以左胸导联最显著,右胸导联 T 波倒置。常有窦性心动过速、阵发性室上性心动过速、心房扑动和颤动等。④胸部 X 射线检查亦有特征性改变,肺门血管阴影和较大的肺血管影增宽,而周围肺血管影变细。可伴有肺动脉圆锥部凸出和右心室增大。⑤同位素肺血管显像可见梗死部位放射性分布稀少。选择性肺动脉造影可显示肺动脉阻塞的部位和程度,但检查本身有一定创伤和危险性。

2. 急性肺源性心脏病　有形成静脉血栓或其他栓子的因素,有急性右心力衰竭的症状体征。X 射线胸片示肺动脉段不同程度的突出,右房室增大。心导管检查肺动脉压增高,右心室收缩压增高。

3. 成人呼吸窘迫综合征(ARDS)　也称休克肺、湿肺。发病时有呼吸困难、发绀、肺部湿啰音、喘鸣音等,易与急性心源性肺水肿混淆,但 ARDS 多有直接或间接引起急性肺损伤的疾病,如胸外伤、溺水、休克、心肺体外循环、细菌或病毒性肺炎、中毒性胰腺炎等,常在原发病基础上很快发病,或损伤后 24～48 h 发病,呼吸困难严重但较少有迫使端坐呼吸,低氧血症呈进行性加重,普通吸氧治疗无效或效果差,心脏检查无奔马律、心界扩大和心脏器质性杂音等。飘浮导管示肺毛细血管压<15 mmHg,PEEP 辅助呼吸治疗有效,且 ARDS 常合并多器官衰竭。

4. 支气管哮喘　常有反复哮喘发作史和过敏史,老年人多见,冬春季发病率高,其咳嗽常无痰或为黏稠白痰,合并感染时咯黄痰,常有肺气肿征,除非合并肺炎或肺不张,一般无湿性啰音,心脏检查常正常。肺功能检查有气道阻力增大,血嗜酸细胞增多。心源性哮喘与支气管哮喘的鉴别,如表3-5所示。

表3-5 心源性哮喘与支气管哮喘的鉴别

	心源性哮喘	支气管哮喘
病因	有引起急性肺淤血的心脏病基础,如高血压病、心肌梗死及风心病二尖瓣狭窄等。无过敏史,病程较短	部分病例有家族过敏史或者个人过敏史。过去有长期反复发作史,无心脏病史,病程长
症状	多见于中年或老年患者,常在夜间熟睡1~2 h后发作,坐起或站立后减轻,每次持续时间短,常在1 h内,痰为泡沫状,无色或呈粉红色	多见于年青患者或从青少年时期起病。任何时间都可发作,但以冬春季节较多。每次持续时间长达数小时或者数天,发作前有咳嗽胸闷、喷嚏等先兆
体征	有高血压、主动脉病变或二尖瓣狭窄、左心室或左心房增大等心脏病体征,常有奔马律,肺内可闻湿啰音、干啰音及哮鸣音,但以湿啰音为主,无肺气肿征	血压正常或者暂时轻度升高,心脏大小正常,无器质性杂音,双肺布满哮鸣音,呈呼气性呼吸困难,可有肺气肿体征
X射线检查	左心增大,肺淤血,急性心肌梗死时心脏可无明显增大	心脏正常,肺野清晰或有肺气肿征象
其他检查	臂至舌循环时间延长,心电图可有左房肥大、左室肥大劳损或心肌梗死等改变,电轴左偏	臂至舌循环时间正常,心电图正常或右室肥大,电轴右偏,血中嗜酸性粒细胞计数升高
治疗反应	洋地黄、快速利尿剂、血管扩张剂、吗啡等有效	支气管扩张剂,如异丙肾上腺素、麻黄素及肾上腺皮质激素等治疗有效,用吗啡后病情加重

5.气胸 1/3病例在有明确诱因,如咳嗽、用力、提重物等情况下发病,2/3病例则在完全安静或轻微活动下发病。先感突然胸闷,随即气急、干咳、胸痛常随呼吸加重,但可很快消失,而气急常持续存在。原有广泛肺部病变者,少量气胸也会发生明显气急,甚至低血压、虚脱,故对每例不明原因呼吸困难的患者均应仔细检查胸部,气胸患者常有局部呼吸音减弱、叩诊过清音或鼓音及语音传导下降等。可疑病例应及时做胸部X射线摄片,如有纵隔移位可确诊。

6.肾脏疾病 急性肾小球肾炎和慢性尿毒症,可并发急性肺水肿或产生呼吸困难症状。肾脏疾病特有的症状、体征和尿常规改变,肾功能改变等可作为主要的鉴别诊断依据。

(二)急性右心力衰竭鉴别诊断

1.急性心肌梗死 常有典型的胸骨后持续胸痛,一般超过半小时,心电图和血清酶测定出现较特异的改变,血清TNT或者TNI增高。X射线胸片示肺淤血或肺水肿。

2.心包压塞 常有引起心包压塞的原发病表现或诱因,如结核或肿瘤导致心包积液者常有原发病表现,外伤及心导管介入治疗者常有明确病史。心包压塞者心浊音界明显扩大,心音遥远,无奔马律,有奇脉、静脉搏动有收缩期陷落改变,超声心动图显示心包积液。

二、慢性心力衰竭(充血性心力衰竭)的鉴别诊断

(一)慢性左心力衰竭鉴别诊断

需与伴有咳嗽、呼吸困难的支气管或肺部疾病相鉴别。

1.慢性支气管炎 具备每年咳嗽、咯痰超过3个月,连续2年发作的病史,无心脏扩大的体征及辅助检查证据。

2.支气管哮喘 见急性左心力衰竭鉴别诊断,同时伴有水肿、肝肿大、颈静脉怒张等右心力衰竭的症状和体征。

3.支气管肺炎 起病急,有发热、血实验室检查增高等感染征象,X射线胸片常发现肺部片状阴影,而心脏体征及辅助检查多正常。

4.贫血 常有贫血貌,可查出贫血原因(如缺铁性或营养不良性贫血),红细胞和血色素降低可确诊。

5.肥胖症 过度肥胖可导致呼吸困难,但缺乏器质性心脏病的病史、体征以及辅助检查证据。

6.心脏血管神经衰弱症(心脏神经官能症) 多见于中轻年女性,缺乏器质性心脏病的证据。

(二)慢性右心力衰竭鉴别诊断

需与引起肝大、水肿的疾病相鉴别。

1.心包疾病 如急性心包炎和缩窄性心包炎。急性心包炎者多有胸痛、发热,急性纤维蛋白性心包炎的一个重要体征是心包摩擦音。心包渗液者心尖搏动减弱或消失,心浊音界向两侧扩大,相对浊音界消失,心尖搏动位于扩大的心浊音界左缘之内。可出现脉搏减弱或奇脉,实验室检查常出现白细胞计数增高和血沉增快,X射线胸片心影向两侧普遍增大,呈烧瓶状或梨状。心电图普遍导联ST段抬高,T波低平、双相或倒置,QRS波低电压,超声心动图可发现心包积液。缩窄性心包炎者多有较长心包病变史,听诊肺动脉区第二心音可增强、分裂增宽或呈固定分裂。半数以上可闻及舒张早期心包叩击音,1/2有奇脉,X射线胸片显示心包钙化,心电图QRS波低电压,T波低平或者倒置,常出现窦性心动过速和心房颤动,超声心动图可见心包增厚。

2.肝脏疾病 右心力衰竭引起淤血性肝肿大、黄疸及转氨酶增高,后期有心源性肝硬化,需与原发性肝脏疾病相鉴别,两者鉴别的主要依据:是否存在静脉压增高引起体循环淤血的临床表现,原发性肝脏疾病一般不会引起静脉压增高;经抗心力衰竭治疗,右心功能改善后,肝脏能否缩小,肝功能异常能否迅速恢复,原发性肝脏疾病则不能。此外,肝脏二维超声检查、甲胎蛋白及肝炎病毒免疫检测结果,也有助于做出有关原发性肝脏疾病的正确诊断。

3.急、慢性肾炎 水肿部位主要为眼睑及颜面,有腰痛、头晕症状,可合并高血压。检测尿常规有红白细胞及管型,慢性肾炎可有肾功能及血清离子改变(高钾、低钙等)。晚期可出现尿毒症性心脏改变及心力衰竭。心源性及肾源性水肿的鉴别,如表3-6所示。

表3-6 心源性与肾源性水肿的鉴别

心源性水肿	肾源性水肿
逐渐形成	发生迅速,开始即可有全身水肿
从下肢开始而遍及全身,呈上行性	从眼睑、颜面开始而遍及全身
坚实,移动性较少	软而易移动
伴有心力衰竭的征象,如心脏扩大,心脏杂音,肝肿大,颈静脉怒张,肝颈静脉回流征阳性,静脉压升高等	伴有其他肾病的征象,如高血压、蛋白尿、血尿、管型尿、眼底改变等

4.女性月经前后 水肿与月经来潮有明确关系,无器质性心脏病症状、体征及辅助检查改变。

5.上下腔静脉综合征 可有颈静脉怒张,上肢或下肢水肿、肝大等表现,但上腔静脉综合征常有颈部、胸部肿痛病史,典型表现为广泛性颜面部及上肢水肿。肝大及下肢水肿常缺如,心导管检查无右心房压及右室舒张末压增高,胸部X射线检查有助于鉴别。下腔静脉综合征亦可检测到肿瘤、肿大淋巴结压迫或血栓阻塞病史及相关症状、体征,胸部CT及下腔静脉造影可确定诊断。

6.极度肥胖综合征　患者有嗜睡、发绀、周期性发绀加重、低血氧、继发性红细胞增多以及右心室肥大及心力衰竭,但无心、肺疾病的既往史。

三、各种病因致心力衰竭的鉴别诊断

(一)风湿热和风湿性心脏炎

学龄儿童心力衰竭的主要病因常多发于气候多变和寒冷季节,住宿条件差、阴暗潮湿环境和营养不良的人群中发病率较高心力衰竭多见于重症心脏炎患儿中,急性期以左心或全心力衰竭较多见。主要表现有:病前1～3周常有急性扁桃体炎或咽炎等上呼吸道感染史。有发热、多汗、轻度贫血、疲乏、纳差等全身症状。有心悸、气急、心前区不适、心率增快、心脏增大,心音低钝、舒张期奔马律、收缩期杂音和心包摩擦音等心肌炎和心包炎表现,与体温不相称的心动过速是心肌炎的重要征象之一,如果心尖区出现2级以上较粗糙、高调的全收缩期杂音或主动脉瓣区出现舒张期杂音提示心内膜炎存在。有急性关节炎,环形红斑,皮下小结、舞蹈症等心外表现。心电图 P-R 间期长是风湿性心肌炎最常见的表现,红细胞沉降率增快、C-反应蛋白阳性、白细胞增多等有辅助诊断意义。有链球菌感染的依据:抗链球菌溶血素滴定度升高、咽喉甲族链球菌培养阳性或近期患猩红热。

风湿性心脏炎的心力衰竭要与病毒性心肌炎引起心力衰竭相鉴别,即:病史中有链球菌感染史者支持风湿性心脏炎,病毒感染史者支持病毒性心肌炎。病毒心肌炎的杂音系因心脏扩大,瓣膜相对关闭不全所数;如果心脏不大而杂音存在则提示心瓣膜受累,风湿性心脏炎的可能性大。心电图变化较大,严重的心律失常是病毒性心肌炎的特点。红细胞沉降率增高、抗O滴定度升高以及C反应蛋白阳性有助于风湿性心脏炎的诊断。

风湿性心脏瓣膜病是青年和成年心力衰竭常见的病因,亦见于学龄期儿童。女性发病稍多,常由呼吸道感染、风湿活动、心房颤动、劳累、妊娠、分娩等诱发心力衰竭。早期心力衰竭多表现于肺淤血或左心力衰竭,重症可发生急性肺水肿。晚期并发心房颤动或肺动脉高压时则通常表现为慢性全心力衰竭,风湿性心脏瓣膜病患者仅30％有风湿热病史。风湿性心脏瓣膜病表现为二尖瓣狭窄、二尖瓣双病变(狭窄合并关闭不全)或双瓣膜病变(二尖瓣与主动脉瓣狭窄和或关闭不全)。可根据杂音特点做出病变瓣膜的初步诊断。但在心力衰竭发作时,二尖瓣狭窄或主动脉瓣关闭不全的舒张期杂音可被肺淤血的呼吸音或肺部啰音所遮盖;心房颤动与心室率加速影响心室舒张期充盈,也可使杂音减轻或消失,直至心力衰竭控制后杂音才易于听清,造成诊断上的困难。X 射线胸片,特别是超声心动图可对风湿性心脏瓣膜病做出诊断。其他引起心室显著扩大的疾病,如扩张型心肌病,常因出现二尖瓣相对性关闭不全,可在心尖出现2～3级收缩期杂音,该杂音常在心力衰竭控制后减轻或消失,可与器质性二尖瓣关闭不全加以鉴别。如风湿性心脏瓣膜病患者心力衰竭顽固难治,应警惕合并感染性心内膜炎或风湿活动的可能。

感染性心内膜炎可发生于各年龄组,在风湿性心瓣膜病的基础上发病者最多。患者可在短期内形成严重瓣膜损害和心力衰竭。部分患者临床表现不典型,应提高警惕性。对器质性心脏病特别是主动脉瓣病变患者,如有顽固性难治的心力衰竭、严重的进行性贫血、不规则发热、杂音发生变化、杵状指、脾肿大、肉眼或显微镜下血尿或者肾功能明显损害等表现,提示感

染性心内膜炎的可能。应严密观察有无栓塞现象,并多次做血培养,反复行超声心动图检查观察有无赘生物,以明确诊断。

风湿性心脏瓣膜病伴风湿活动有时较隐匿,有些临床线索可提示风湿活动:

①近期有上呼吸道链球菌感染,心脏症状出现或加重;

②不明原因出现发热、多汗、乏力;

③新近出现心律失常;

④近期心脏进行性扩大或心功能减退;

⑤原有的心脏杂音性质发生肯定的变化或出现新的病理性杂音;

⑥心力衰竭难以控制,特别在儿童、青少年及妇女;

⑦心力衰竭时血沉正常,心力衰竭控制后血沉反而加速;

⑧抗风湿治疗后病情好转。

(二)急性心肌梗死与缺血性心肌病

急性心肌梗死时,可因为原发性泵衰竭或急性并发症如乳头肌断裂、室间隔穿孔等导致心源性休克与急性左心力衰竭,重者可发生急性肺水肿。心力衰竭通常在梗死 24 h 后发生。主要表现:①频繁发作或持续时间较长的胸骨后疼痛;②心脏增大常不明显,房性或室性奔马律多见,重症患者可因室间隔穿孔或乳头肌断裂突然出现响亮的全收缩期杂音;③心电图检查有病理性 Q 波伴有损伤型 ST 段抬高以及缺血性 T 波改变;④血清酶学改变:肌酸激酶(CK)和乳酸脱氢酶(LDH)增高,特别是同工酶(CK-MB 与 LDH1)、肌钙蛋白 T 及肌钙蛋白 I 对心肌梗死最具敏感性和特异性。

急性心肌梗死除常见的左室梗死外还应考虑右室梗死的可能,其临床表现除胸痛,血清酶学改变等外,还有:①V_3R 与 V_4R 导联 ST 段抬高;②血流动力学显示右室充盈压增加而肺毛细血管嵌压改变不明显;③超声心动图和放射核素心室扫描示右室壁运动减低及右室功能减低。

右室梗死应注意与心脏压塞或缩窄性心包炎相鉴别,正确的治疗对预后影响极大。缺血性心肌病系冠心病患者发生慢性充血性心力衰竭最常见的原因。其机制为长期心肌缺血,发生营养障碍,以致心肌萎缩纤维化;或多次小灶性心肌梗死后形成大片瘢痕,心肌细胞减少,纤维结缔组织增多。其临床特点为:①心肌收缩力逐渐降低,心脏逐渐扩大,早期以左室扩大为主,晚期两侧心室均可扩大;②心力衰竭,大多先发生左心力衰竭,逐渐发生全心力衰竭;③心律失常包括房性或室性早搏、心房颤动、病窦综合征、房室传导阻滞或束支传导阻滞、室性心动过速等。

少数缺血性心肌病可表现为舒张功能不全、反复发生急性肺水肿,但心脏无明显扩大,即限制型缺血性心肌病。缺血性心肌病的诊断主要靠动脉粥样硬化的证据和排除其他器质性心脏病,特别需与原发性扩张型心肌病和心肌炎相鉴别。冠状动脉造影具有确诊价值。超声心动图、心电图运动试验及放射性核素心脏检查也有助于诊断。

(三)心肌病

心肌病分为原因不明的心肌病(原发性心肌病)和特异性心肌病(继发性心肌病)。原发性心肌病目前按病理分类有五种:扩张型心肌病、肥厚型心肌病、限制型心肌病、致心律失常型右室心肌病以及未定型心肌病。

1. 原发性心肌病

(1)扩张型心肌病:以心脏增大、心力衰竭和心律失常为特征的弥散性心肌病变,心力衰竭逐渐进展,最后发展为难治性心力衰竭。诊断依据:①临床表现为心脏扩大、心室收缩功能减低伴或不伴有充血性心力衰竭,常有心律失常。可发生栓塞和猝死等并发症。②X 射线检查心胸比大于 0.5。心影可呈球形,肺淤血。③超声心动图示全心扩大,尤以左室扩大为显著,室壁运动弥漫性减弱,心室收缩功能减低,LVEF 降低。④必须排除其他特异性心肌病。

在中老年患者扩张型心肌病尚需与缺血性心肌病相鉴别:①冠心病多有易患因素,如高血压、高脂血症或糖尿病史。②冠心病多有心绞痛或心肌梗死发作史。③扩张型心肌病心脏扩大远较冠心病为显著,而肺淤血常较冠心病轻。且随心力衰竭控制心脏常可缩小。④超声心动图显示普遍性房室扩大,心室搏动多数呈弥漫性减弱支持心肌病。如果心室呈节段性搏动减弱,室间隔和左室后壁厚度大于 11 mm 则支持冠心病;测定右室功能对鉴别诊断亦有帮助。冠心病的右室搏动多数较好,而心肌病则较差。⑤冠状动脉造影能确定诊断。

(2)肥厚型心肌病:以左心室(或)右心室肌肥厚,心腔正常或者减小为特征,心室的血液充盈受阻、舒张期顺应性下降为基本特征的心肌病,大约 1/3 患者室间隔明显肥厚,收缩末期左室流出道明显梗阻,称为梗阻性肥厚型心肌病。肥厚型心肌病有明显的家族史,目前被认为是常染色体显性遗传疾病,其主要临床表现为:

①劳力性呼吸困难、心绞痛、头晕、晕厥、猝死;

②心力衰竭,主要出现于病程的晚期;

③左室流出道明显梗阻在胸骨左缘第 3 肋、第 4 肋间可闻粗糙的收缩中晚期喷射性杂音;

④心电图示左心室肥大、病理性 Q 波等;

⑤超声心动图显示梗阻性肥厚型。

心肌病不对称性室间隔肥厚(与左室后壁之比大于 1.3∶1),二尖瓣前叶收缩期前向运动(SAM),左室腔缩小,流出道狭窄,左室舒张功能障碍。肥厚型非梗阻性心肌病患者室间隔肥厚较轻,收缩期流出道无明显梗阻,室壁均匀肥厚。心尖肥厚型心肌病仅有心尖肥厚,以前侧壁心尖尤为明显。偶尔病变还可发生于右心室。肥厚型心肌病通过超声心动图、心血管造影及心肌活检与高血压性心脏病,主动脉瓣狭窄等相鉴别。

(3)限制型心肌病:限制型心肌病很少见,指心内膜弹力纤维增生,心内膜心肌纤维化或某些浸润性病变产生的心内膜缩窄,致使心室舒张期充盈受阻和舒张容量下降为特征。但收缩功能和室壁厚度正常或接近正常。限制型心肌病可为特异性或与其他疾病如淀粉样变性,伴有或不伴有嗜酸性粒细胞增多症的心内膜心肌疾病并存。临床上须与缩窄性心包炎相鉴别:结核性或化脓性心包炎的病史,X 射线有心包钙化影,超声心动图、胸部螺旋 CT、磁共振等检查示心包膜增厚或钙化有助于缩窄性心包炎的诊断。

2. 特异性心肌病 又称继发性心肌病,是指伴有特异性心脏病或特异性系统性疾病的心肌疾病,包括:①缺血性心肌病;②瓣膜性心肌病;③高血压性心肌病;④炎症性心肌病,如感染性及特异性自身免疫病;⑤营养代谢性心肌病,如糖原沉积症、淀粉样变等;⑥内分泌性心肌病,甲状腺或甲状旁腺功能改变、糖尿病、嗜铬细胞瘤等;⑦结缔组织病性心肌病:系统性红斑狼疮、结节性多动脉炎、硬皮病、皮肌炎等;⑧血液病及各种恶性肿瘤:白血病、多发性骨髓瘤等;⑨神经肌肉病:遗传性共济失调、进行性肌营养不良、重症肌无力等;⑩过敏与中毒:酒精、药物、毒物、放射、低温、中暑等。各种疾病引起的心脏病变可能是最突出和最早的临床表现，而原发病的症状与体征不明显，可能导致误诊或漏诊。此外，原发病得到诊断，而心脏病变被忽视，后者可能由功能改变发展为器质病变，成为主要致死原因。诊断原发性心肌病时，排除继发性心肌病是一个必要的诊断步骤；同时在某些原发病确诊之后，也要重视心脏病变的诊断与处理。

（四）高血压性心脏病

高血压性心脏病早期主要损害心脏的舒张功能，晚期同时出现收缩功能障碍。在高血压性心脏病的早期，出现心脏舒张功能减退，临床主要表现：①出现劳力性呼吸困难或夜间阵发性呼吸困难；②X 射线示肺淤血，心脏不扩大；③超声心动图示左房增大，心腔不扩大，A/E 降低等。

高血压性心脏病的晚期出现典型症状与体征，主要临床表现：①多见于 40 岁以上的患者，常有 5～10 年以上的高血压病史；②血压控制不理想，常超过 160/100 mmHg；③劳力后心悸、气急、端坐呼吸，重者出现夜间阵发性呼吸困难，也可迅速发展为急性肺水肿；④X 射线显示心影扩大，主动脉迂曲与肺淤血或肺水肿的征象；⑤超声心动图除显示左室内径增大、主动脉增宽，并有室间隔与左室壁厚度增加。

（五）心包积液

患者有心浊音界增大和体循环淤血的临床表现，而未发现心脏器质性病变者均应除外心包积液。尤应注意与扩张型心肌病鉴别。其诊断过程是，首先明确心包积液是否存在，其次明确心包积液的病因。以下检查对心包积液的诊断具有诊断价值：

1. 心脏的物理检查　急性纤维性心包炎听到心包摩擦音，可确立诊断。

2. 心电图　呈低电压和非特异性 ST-T 改变等，缺乏特异性，仅作为参考。

3. X 射线　心包积液超过 250 mL，心影向两侧扩大；心包积液超过 1000 mL 以上时，心影普遍增大且可随体位改变。X 射线的敏感性与特异性均不如超声心动图，但较易发现心外病变（胸腔积液、肺部病变）。故有助于病因诊断。

4. 超声心动图　心包积液时显示心包腔内有特征性的液性暗区，并根据液性暗区的宽度进行半定量诊断：少量积液＜200 mL，后壁液性暗区＜1.0 cm；中量（200～500 mL），前壁 0.5～1.0 cm，后壁 12 cm；大量（＞500 mL），前壁＞2 cm，超声心动图诊断心包积液敏感性和特异性均较高，为首选方法。

5. 放射性核素显影　心包积液时心影增大，心脏血池影不大。

心包积液的病因诊断：心包穿刺液只能提供初步的诊断线索。穿刺液常规检查大致可分为脓性、浆液性（渗出液和漏出液）、血性（血细胞比容大于 10％）和淋巴或乳糜性。脓性液基本可明确病因为细菌感染，漏出液与心力衰竭和低蛋白血症有关。渗出液与血性液的病因诊断较为困难，结核、肿瘤多见，生化实验对病因的鉴别诊断有所帮助。各种检查均应与临床结合全面分析，必要时可做心包活检，或在仔细观察下进行试验性治疗，并做回顾性病因诊断。

（六）缩窄性心包炎

缩窄性心包炎是慢性心包炎的后果，因纤维组织增生和钙质沉着的心包紧密包裹并压缩心脏与大血管根部，妨碍心脏舒张期充盈，从而出现体循环淤血症候群。患者多为儿童或青年，起病隐匿，不一定有急性心包炎病史，常易漏诊，在我国结核性的病因仍居首位。缩窄性心包炎主要临床表现：

1.颈静脉明显充盈或怒张。

2.心尖搏动不明显、心界不大或轻度增大、心音低钝,约半数患者有奇脉,晚期患者可发生心房颤动。

3.心电图检查有低电压和非特异性 ST-T 改变。

4.X 射线可见左右心缘僵直,提示心包有增厚粘连。心包钙化征具有确诊意义。

5.螺旋 CT 能清楚显示心包膜厚度并给予准确定量,对缩窄性心包炎的诊断价值极大。

临床上患者出现上腹胀痛不适、胃纳不佳、乏力,有明显肝肿大,腹水与下肢水肿。少数甚至有黄疸。但心脏体征多不明显,常被误诊为肝炎、肝硬化或结核性腹膜炎。此外尚需与限制性心肌病(心内膜弹力纤维增多或心内膜心肌纤维化)进行鉴别。

(七)贫血性心脏病

严重贫血患者多有心悸,气促、疲乏等症状,并可产生心脏扩大或心力衰竭,特别是心脏负荷增加时,如妊娠、感染或输血输液等。临床表现有:

1.严重慢性贫血。

2.有引起贫血的基础疾病。

3.心脏极度扩大,心尖出现收缩期吹风样杂音。有些病例通过二尖瓣血流增多而在心尖部出现舒张期杂音或奔马律,或因主动脉瓣环扩张而产生主动脉瓣舒张期杂音。酷似风湿性心脏瓣膜病。

4.常有心动过速,心搏增强、周围血管扩张、皮肤温暖,脉压增宽等高血流动力状态。

5.X 射线示心脏扩大和肺淤血。

6.随着贫血的缓解,心力衰竭的症状和体征也随之消失或不明显。

急性贫血如急性白血病、急性再生障碍性贫血以及急性溶血性贫血的贫血程度虽也严重,伴有心脏扩大,却较少发生心力衰竭。在诊断贫血性心脏病时,必须排除器质性心脏病如风湿性心脏瓣膜病、先天性心脏病等。

(八)肾性心脏病

急性肾小球肾炎发生心力衰竭见于 15%～30% 的患者,多发生在起病第 1 周内,常表现急性左心力衰竭或全心力衰竭。重者常在短期内发展为急性肺水肿,可在数小时或 1～2 天内危及生命。心力衰竭的发生与血压急骤增高,心肌损害和钠水潴留,血容量增多有关,尤以后者为重要。此外,多见于 3～8 岁的儿童,男孩多于女孩,多有先驱链球菌感染史或皮肤脓疱疮史,从颜面开始的下行水肿,少尿与血尿,血压增高并以舒张压增高尤为显著,少数患儿可并发高血压脑病和惊厥。心脏多有轻、中度扩大,伴有舒张期奔马律。心电图显示心肌损害或左室高电压。实验室检查有急性肾炎的尿改变,需注意与患者其他病因引起的急性心力衰竭如风湿性心脏炎相鉴别。急性肾功能衰竭的少尿期及慢性肾小球肾炎的终末期亦常出现急性左心力衰竭和肺水肿。患者多有不同程度的高血压,特别是舒张压增高,每天尿量少于 400 mL。钠盐控制不严,静脉输液过多过快等极易诱发心力衰竭。

(九)慢性肺源性心脏病

慢性肺源性心脏病是成人右心力衰竭中常见的病因,多见于 40 岁以上的患者。诊断主要依据:

1.肺或胸部慢性疾病如慢性支气管炎与肺气肿的症状与体征。

2.明显的体循环淤血症候群,右心室肥大的体征常受肺气肿的影响而趋于不明显。

3. 发绀和呼吸困难较其他病因所致的心力衰竭更为显著。

4. 实验室检查显氧分压降低、CO_2 分压升高、血 pH 值降低等改变；CO_2 结合力通常增高。

5. 超声心动图可显示右肺动脉内径扩大，右室流出道增宽，右室内径增大。

有肺源性心脏病的老年患者，如有心房颤动，X 射线示左心室增大，心电图有左心肥大，心室内传导阻滞则多提示冠心病存在；老年冠心病患者有明显发绀及右心阻力负荷过重的临床表现，血气分析 O_2 分压降低、CO_2 分压增高则应考虑与肺源性心脏病并存。

参考文献

[1]张国荣,王宏伟,朱利峰等.伽马刀治疗原发性三叉神经痛长期随访分析报告[J].立体定向和功能性神经外科杂志,2010,23(5):274-277.

[2]吕学明,袁绍纪,张荣伟等.微血管减压术治疗典型和非典型三叉神经痛结果对照分析[J].立体定向和功能性神经外科杂志,2010,23(5):275-261.

[3]简志宏,袁贤瑞,Acharya S等.微血管减压术治疗原发三叉神经痛和面肌痉挛[J].中国耳鼻咽喉颅底外科杂志,2009,15(4):258-260.

[4]李民虎,金香月,邬英全.吉兰-巴雷综合征临床研究进展[J].中国医药导报,2009,6(14):5-6,11.

[5]李小鹰.2010版《中国高血压防治指南》解读—新指南,心在哪里?[J].中国医学前言杂志,2011,3:67-68.

[6]李玉琴,李娜,程芳等.老年心房颤动的药物治疗[J].中国老年学杂志,2011,31(9):1700-1702.

[7]王士雯,钱芳毅,周玉杰等.老年心脏病学[M].北京:人民卫生出版社,2012.

[8]邓青南,郭振辉.老年呼吸系统及危重症学[M].北京:人民军医出版社,2009.

[9]蔡柏蔷,李龙芸.协和呼吸病学[M].北京:中国协和医科大学出版社,2011.

[10]康健,侯刚.老年人特发性肺纤维化的正确诊断寓于鉴别诊断之中[J].中老年医学与保健,2007,(4):198.

[11]中华医学会呼吸病学分会.肺血栓栓塞症的诊断及治疗指南(草案)[J].中华结核呼吸杂志,2001,24(5):259-264.

[12]李俊峰.老年慢性胃炎的治疗与预防探析[J].中国社区医师,2010,30:52-53.

[13]渠丽珍.438例老年性消化性溃疡临床及内镜分析[J].中国临床实用医学,2010,11(4):184-185.

[14]程志球.老年消化性溃疡80例临床分析[J].临床合理用药,2009,8(2):89-90.

[15]柳珂,于观贞,陈颖等.青年与老年胃癌的[J].临床合理用药,2009,8(2):89-90.

[16]张凯军,吴斌文.老年人结肠息肉临床及病理特点分析[J].实用医学杂志,2010,26(3):438-439.

[17]刘诗,许娟娟,侯晓华.老年人慢性特发性便秘的病理生理变化[J].实用老年医学,2010,24:95-98.

[18]郑炜宏,伍中庆,吴宇峰.老年性骨质疏松症相关疾病及危险因素的研究概况[J].医学综述,2012,12(23):3534-3535.

[19]冯啸波,姜军,朱维铭.老年人慢性顽固性便秘的外科治疗[J].实用老年医学,2010,24(2):107-109.